きしむ政治と科学

コロナ禍、尾身茂氏との対話

牧原 出／坂上 博

Izuru Makihara
Hiroshi Sakagami

中央公論新社

はじめに

牧原　出

2020年1月15日、日本国内で初めて新型コロナウイルス感染症の感染者が確認された。そこから現在に至るまで、新型コロナ対策は政府の一大課題となった。何よりも必要なのは、医学・感染症といった分野の科学的知見だ。そこで登場したのが、一群の専門家たち。そのリーダー格が本書の語り手・尾身茂《おみしげる》氏である。肩書きは、新型コロナウイルス感染症対策専門家会議副座長、基本的対処方針等諮問委員会会長、新型コロナウイルス感染症対策分科会長など様々だったが、氏は、専門家たちの代表者として首相と並んで記者会見に立ち、国会審議で質問に答えた。そして殊の外目を引いたのは、専門家たちが独自に開いた記者会見であった。尾身氏たちは、政府の方針とは異なる視点から、より踏みこんだ感染対策が必要だと繰り返し説いた。ときにそれは政府の方向性とは真っ向から反するように見えた。こうした会見を振り返って、尾身氏は、古代ローマの故事にちなんで、「ルビコン川を渡った」とまで語ったのである。

こうして、尾身氏は、政府の方針から独立した専門家独自の知見というものがあることを、世に広く印象づけた。その結果、氏はときに首相以上に権威ある政治家のように映った。感染者数が減らず、経済も苦境に立つ中、政府の新型コロナ対策には、識者から一市民までもが不満を募らせ、批判の矛先は、政府首脳だけではなく、尾身氏たちにも向かった。だが、尾身氏は、感情に流されることもなく、わかりやすく国民に語りかけた。並大抵とは思えない耐える力の持ち主だった。

では、尾身氏は何を考えていたのだろうか？　筆者は、緊急事態宣言のさなか、尾身氏に専門家会議のあり方について直接提言する機会を得たこともあり、雑誌「中央公論」の企画で、感染対策の節目にあわせて、氏にインタビューを行ってきた。聞き手のチームは、筆者と読売新聞の坂上博氏である。本書は、それをもとに直近の対応をもあわせて聞き取った記録である。

これまでの新型コロナ対策とはいかなる科学的根拠にもとづくのか。その際に、専門家たちは何を目指していたのか、政治と専門家とはどのように異なる見解をすりあわせるのか、国民にどう伝えたのか、そして国民の対応をどう次の感染の波に生かしていくのか。本書は、そうした質問を次々に重ねていく。尾身氏は、あの記者会見のときと変わらず、いつもよどみなく答えてくれた。

本書の核心は、官邸・厚生労働省と専門家との角逐である。政治は、感染症を押さえこもうとはするものの、その収束の手前で経済活動を刺激しようとして、平時の生活に戻るよう国民に呼びかけてきた。だが、新型コロナはおさまるかと思えばまた感染を広げていく。専門家たちは、警戒を怠らず、国民に自主的な行動制限を呼びかけ、「ＧｏＴｏトラベル」など政府の経済対策、さらにはオリンピック開催にも待ったをかけようとする。官邸方面がこうした尾身氏らの振る舞いを苦々しく眺めているといった内情は、筆者のもとにも幾度となく届いた。本書にもあるように、厚労省はことあるごとに専門家たちにブレーキをかけようとする。また、経済学者などから、独自のデータに基づいて感染症対策を批判する論調も出てくる。

そもそも、尾身氏ら医療・感染症の専門家にかかっているのは、国民の命と健康である。だからこそ、その提言は、科学的知見に基づいた穏やかな意見表明もあれば、強めの制限を呼びかけることともなる。ちょうど風邪をこじらせた患者に向きあう医師のように、である。

では政治はこれにどう対応するのか？　制限を弱めないと耐えきれない国民が出てくることに気をかけるのか。はたまた国際公約としてオリンピックを開催するのか。となると、そこにあるのは、政治と科学の織りなすドラマである。筆者は気の置けない仲間内の会話で、「ルビコン川」を渡った専門家たちをアニメになぞらえて「進撃の専門家」、アベノマスクやオリンピック開催をめぐる専門家と官邸との角逐について、アメリカの連続ドラマ風に「デスパレートな官邸官僚たち」・「オリンピック・アンド・ザ・シティ」などと呼んでみたことがある。2020年以来の3年間、尾身氏たちのドラマはシーズン1からシーズン2、3とどこまで進んだだろうか。2023年5月に新型コロナウイルス感染症が感染症法上の分類として5類に移行したことで、とりあえずのシーズンは終わったのかもしれない。だが、氏が強調するように、有効な治療薬が普及しない限り、終わりなきドラマはまだまだ続く。もちろん、次の感染症が突然世界に襲いかかることも十分あり得るだろう。これまでを振り返り、これからを考える一冊がここにある。

目次

本書は、月刊『中央公論』2021年5月、11月、22年7月、10月号に掲載した尾身茂氏のインタビュー記事をはじめ、計12回24時間以上のインタビューをもとに編集したものです。

きしむ政治と科学

コロナ禍、尾身茂氏との対話

尾身　茂（おみ・しげる）
新型コロナウイルス感染症対策分科会会長

１９４９年東京都生まれ。78年自治医科大学卒業（一期生）。医学博士。地域医療に従事した後、世界保健機関（ＷＨＯ）へ。99年にＷＨＯ西太平洋地域事務局長に就任。地域医療機能推進機構（ＪＣＨＯ）理事長を経て、２０２２年に結核予防会理事長に就任。

序章

コロナ禍の3首相

「100年に1度の公衆衛生上の危機だ」。中国・武漢を震源地として新型コロナウイルスが2019年末から感染拡大していることについて、WHO（世界保健機関）のテドロス・アダノム事務局長は20年7月末、こう表現した。

感染拡大を防ぎながら、社会経済活動の維持を図る——。この二律背反の課題を両立させるため、世界各国の政府は専門知を活用した。日本では、WHO西太平洋地域事務局長を務めたことがある公衆衛生の専門家、尾身茂氏が、新型コロナウイルス感染症対策専門家会議（専門家会議）の副座長として、その後継組織である新型コロナウイルス感染症対策分科会（分科会）の会長として、3首相とともにコロナ対応にあたった。

率直な物言いの安倍首相

ウイルスの特徴が分からない状況で暗中模索した安倍晋三《あべしんぞう》首相（首相在職期間～2020年9月16日）、緊急事態宣言の下で東京五輪・パラリンピックを開催することになった菅義偉《すがよしひで》首相（同20年9月16日～21年10月4日）、軽症・無症状患者が多いオミクロン株の流行を踏まえてウィズコロナ時代を目指す岸田文雄《きしだふみお》首相（同21年10月4日～）――。

3年半を超えるコロナ禍で、政治と専門家は時に衝突し、両者のあり方が常に問われ続けた。高度に科学技術が発達した現代社会では、科学の専門知を無視して政治は成り立たない。

本書では、11年の東日本大震災とそれに伴う福島第一原発事故以来、重要なテーマとなっている政治と専門家（科学）の関係について考察する。専門知の当事者である尾身氏に「コロナ禍の3首相」について聞いた。

――安倍晋三さんは、尾身さんにどのように接してきましたか。

安倍首相は私のことを「尾身さん、尾身さん」と親しみを込めて話しかけてくれました。なんとなく、同じチームの一員、仲間、自分のスタッフの一人、という感じで接していただいたと思います。その後、首相となった菅さんは、市議からの「たたき上げ」のためでしょうか、恐縮するほど丁寧に接していただきました。

岸田首相を含め、3人の首相からは、この危機を何とか乗り越えるという強いリーダーとしての決意を感じました。しかし、どの政権にも、我々専門家の意見とは異なる、いわば「硬い」部分が時々ありました。

安倍首相は20年2月、全国の小中学校、高校、特別支援学校を一斉に臨時休校とするよう要請しました。4月には、全国すべての世帯に布マスクを2枚ずつ配布すると表明しました。いわゆる「アベノマスク」ですね。これらの対応は、明らかに、我々の考え方と違いました。

私は、初めての緊急事態宣言が発令される前日の20年4月6日、安倍首相と会い、「人と人との接触を8割削減しないと、短期間で感染を収束させることができないと思います」と伝えました。すると、安倍首相から「尾身さん、8割はちょっと厳しすぎるんじゃないかな」と返されたことを、よく覚えています。

安倍首相は、「8割削減というと、国民はついてこないのではないか」と政治家の直感として、そう思ったのだと思います。これは、8割削減を否定したわけではなく、もう少し、柔らかい表現にできないのか、という趣旨だと受け止めました。「削減すべき数字そのものを出さないでくれ」と言われたならば、私は粘り強く安倍首相を説得しようと試みたと思います。

しかし、安倍首相はそうでなく、「どのように国民に伝えたら、国民がついてきてくれるのか」を一緒に考えようという姿勢でした。その結果、「最低7割、極力8割」削減という表現に落ち着きました。我々専門家の意見を取り入れてくれたことに感謝しています。この一連のやりとりにおいては、私は政府と「ダイアローグ（対話）」できたと感じました。

安倍首相とお会いする機会はあまりなかったのですが、安倍政権で、新型コロナウイルス対策担当相を兼ねた西村康稔《にしむらやすとし》経済再生担当相とは毎日のように情報交換しました。積極的で行動が非常に早く前向きな大臣でした。もともと、大学のボクシング部だったということでフットワークがよかったです。国会での答弁を後ろの席から見ると、ボクシングをやるように右足を後ろに引いた前傾姿勢で、「さあ、行くぞ」という感じでした。

西村大臣は私たちと毎日のように会っていましたので、私たちの考えや思いをよく理解していただいていました。しかし、時々、官邸との間で随分板挟みになっていたんじゃないかと思います。

経済優先の思いが強い菅首相

——菅義偉さんは、尾身さんら専門家と衝突することが多かったですね。

菅首相の思いは非常に明確で、ワクチン接種を加速したいという点と社会経済をなるべく動かしたいという気持ちが明らかでした。そもそも、菅政権時代は3政権の中で感染状況などが最も厳しい時期にあたり、実際、緊急事態宣言を3回出さざるを得ない時期にありました。

菅首相は普段は私どもの意見や提言をじっくり聞いてくれましたが、やはり前に指摘したように

「硬い」部分がありました。それは、コロナの影響で痛んだ経済を復活させるための政府の需要喚起策「ＧｏＴｏキャンペーン」と、世界約２００の国・地域から選手約１万１０００人が参加した「東京五輪」です。

「ＧｏＴｏ」に関しては、我々専門家は感染状況が深刻な地域で、旅行代金を割り引く「ＧｏＴｏトラベル」事業の一時停止などを求めました。我々の考えは西村大臣を通し、あるいは、菅首相と直接お会いした時に率直に申し上げたので、よく理解していただいていたと思います。しかし、総理として感染対策の経済への深刻な影響などを我々よりも当然重視されるので、当初は時々「硬かった」部分がありました。もっとも、最後には、感染状況が深刻な地域での一時停止を求めた我々の提案よりも踏み込んで、全国の「ＧｏＴｏ」停止を決めていただきました。

「東京五輪・パラリンピック」の開催については、我々専門家は「無観客が望ましい」とする提言を２０２１年６月にまとめました。なぜならば、大会開催にかかわらず感染力の強いデルタ株が出現しているし、ワクチンに関しては高齢者で進んでいるが、まだ多くの人が未接種だからです。したがって、このままでは感染拡大と医療の逼迫のリスクがある。さらに、会場に観客を入れると、全国民に「感染対策を緩めても良い」という矛盾したメッセージを与える危険性もあります。しかし、菅政権は当初、観客を上限１万人とするなど、受け入れてもらえませんでした。この問題でも最終的には、無観客開催を決断していただきました。

菅首相は、ご自分がリーダーということで、それこそ寝食を忘れ、全身全霊を捧げて対応されていたと感じます。お会いしたり、西村大臣を通して菅首相の言葉を聞いたりして、間違いなく、そう感じました。特にワクチン接種については強いリーダーシップを発揮されたため、接種率が急速に向上しました。私は、国民や専門家の声は菅首相のところに届いていたと思いますが、時にそれがすぐには形となって表れなかったことは残念でした。

菅首相とは3首相の中で一番多くお会いしましたね。東京五輪やＧｏＴｏなど、いろいろ、ありましたから。ちなみに、21年9月に首相辞任を表明された菅首相は、最後の対策本部が終わると、真っ先に私の所に来られ、「今度、やめることになりました。お世話になりました」と挨拶をしてくださいました。会議には、閣僚の皆さんが出席していたので、私は本当に恐縮しました。「長い間、ありがとうございました。お疲れさまでした」と言うのが精一杯でした。

菅首相とはいろいろ、意見が異なる場面もありましたが、首相としてリーダーシップを発揮して、全力で取り組んでこられたというのが私の率直な感想です。

関心が具体的な岸田首相

――岸田文雄さんはどのような印象でしょうか。尾身さんは、安倍さんと菅さんが首相の時は記者会見に同席していましたが、岸田さんが首相になってからは同席しなくなりました。

安倍・菅政権の時には、官邸から記者会見に同席するように言われました。私自身はファクトベースの専門的な回答を説明する役割として呼ばれるのだと理解しました。もちろん断る選択肢はありませんでした。一方、岸田政権では同席を求められることはありません。その主な理由は、岸田政権下では、緊急事態宣言を出さなかったことだと思います。そして、政治もこの感染症に対し、多くのことを学び、また、社会経済活動の活性化が優先課題になってきたので、政治が前面に出るべきだと考えたのかもしれません。

我々も国民も今まで多くのことを学んできましたが、政権も同じだと思います。官僚や専門家から意見は聞くけれども、リーダーが最終決断をする。岸田首相には、そういう強い思いがあるのだと思います。

岸田政権は、周囲の意見を「聞く力」が特徴でした。岸田首相が記者会見する前に何度か官邸に呼ばれて説明をしたことはあります。例えば、ワクチンの効果について聞かれたことがありました。科学的・専門的なことまでかなり強い関心を持たれている様子で、「ここだけはもう一度確認したい」ということを聞かれました。岸田首相は関心が具体的で、「何でもいいから意見を言ってほしい」ではなく、「ここが知りたい」という質問が多かったです。

岸田政権は時々、私たちと事前協議なく、政策を決めることがありました。例えば、2022年7月、感染者の濃厚接触者に求める自宅などでの待機期間を原則7日間から5日間に短縮したことです。また、22年4月には、感染対策及び社会経済活動の重点の置き方から「4つの考え方」を示し、議論を深めるよう私たちは提案しましたが、その後、議論を深めるための分科会が開かれず、

8月には専門家有志で提言せざるを得ませんでした。

我々専門家の役割は、状況を評価し、政策案を提言することです。ただし、私たちの提言を採用するかどうかを決めるのは国の役割です。政府との対話は当然重要ですが、専門家として、大切なところで言うべきことをしっかり言ってきました。分かりにくいかもしれないですが、官邸との距離感は、このような感じです。

第1章

謎の肺炎

過去の教訓生かされず

中国湖北省武漢市で2019年12月以降、原因不明の肺炎患者が複数報告されている――。20年早々、世界に発信された、この不穏な情報が、世界を飲み込むパンデミック（感染症の世界的大流行）の始まりだった。肺炎を引き起こした原因は、「新型コロナウイルス（正式名：COVID－19）」。感染の自覚のない無症状や軽症の感染者が感染を広げてしまう、とても「狡猾なウイルス」（尾身茂氏）だった。

感染症への備えが不十分だった日本は、尾身氏らがメンバーとなった新型コロナウイルス感染症対策専門家会議（専門家会議）を設置した。感染症・公衆衛生の「専門知」を国の政策に生かすことが狙いだが、コロナ対応は困難を極めた。

新型コロナウイルスが流行する約10年前、新型インフルエンザがパンデミックを引き起こし、医療体制の課題が浮き彫りになった。厚生労働省の総括会議は、PCR検査体制の強化や感染症対策を担う人材の育成などを求める報告書をまとめていたが、提言はほとんど実行されず、教訓は生かされなかった。

中国・武漢からウイルス襲来

厚生労働省は2020年1月6日、武漢で流行している肺炎について国民に対し、注意喚起を行った。国立感染症研究所によると、武漢市では19年12月12〜29日に59人が発症し、うち7人は重症という。

——この肺炎について、どのような情報が入っていましたか。

データ分析の専門家は、国内外のネットワークから様々な情報を入手していました。20年1月15日、日本で初めての感染確認事例があり、その後、武漢由来と見られる感染者が相次ぎました。私が事務局長を務めたWHO（世界保健機関）西太平洋地域事務局でともに働いた東北大学大学院微生物学分野教授の押谷仁《おしたにひとし》さんは、私に「武漢から日本に来る人はそんなに多くないのに、ウイルスの有無を調べるPCR検査の陽性者があれほど多いことから推測すると、武漢はかなり高いレベルの感染状況にあるはずだ。武漢は1月23日にロックダウン（都市封鎖）しましたよね。それ以前に、相当、多くの武漢由来のウイルスが日本に入り込んでいたとみるべきだ」と言いました。

——新型コロナウイルスの発生源については、中国は武漢であると認めていません。起源については、武漢市の海鮮市場での発生説や、市内のウイルス研究所からの流出説などがあります。尾身さんは、どのように考えていますか。

私は、発生源に関する直接的な情報を得られる立場にないので、答えることができません。海鮮市場でウィルスが発生してもおかしくはないですが、証明のしようがないです。ただ、人間と野生動物の距離が近い環境では、人と動物に共通する「人畜共通感染症」が生まれやすいとは言えます。

新型コロナウイルスも野生動物との接点が原因となった可能性は大いにあります。今後も、人畜共通感染症が世界規模の感染爆発を引き起こすのは間違いありません。

テドロス氏「中国寄り」発言

――WHOは2020年1月30日になって、やっと「国際的に懸念される公衆衛生上の緊急事態（PHEIC）」を宣言しました。テドロス・アダノム事務局長は中国に融和的な姿勢を取り、対応が後手に回ったとの指摘があります。

WHOの対応は、テドロスさんだけではなく、他の感染症専門家とも話し合って決めています。ただ、テドロスさんが中国の対応について「感染の拡大を遅らせている」「中国の対応の素早さ、規模の大きさはまれに見るものだ」などと持ち上げましたよね。テドロスさんが中国寄りの印象を世界に与えてしまいました。

――中国は03年のSARS（重症急性呼吸器症候群）の時も対応が遅れたと批判されました。

私は日本での地域医療などを経験した後、1990年に本部がフィリピン共和国のマニラ市にあるWHO西太平洋地域事務局に入り、20年間勤務し、99年から2009年までの10年間は事務局長を務めました。

03年2月初旬、広東省で、致死率が高い重症の肺炎を引き起こす感染症が流行しているとの情報が非公式なルートでWHO西太平洋地域事務局にもたらされました。すぐに中国政府に問い合わせました。中国政府から「既に沈静化に向かっている」と回答がありましたが、我々が得ていた情報と相当に異なりました。WHO調査チームの受け入れを打診しましたが、断られました。

中国が早い段階で、正確な情報をWHOはじめ国際機関と共有していれば、32の国と地域で800人を超える感染者を出さずに済んだのではないか、と感じています。

このSARSの事態を教訓として、WHOは05年、世界保健機関憲章に基づく「国際保健規則（IHR）」を改訂し、原因を問わず、国際的な公衆衛生上の脅威となりうる、あらゆる健康被害事象が発生したら、24時間以内にWHOに報告することを加盟国に義務づけました。しかし、今回の新型コロナウイルスでは、中国の中央政府の指示があったかどうかは分かりませんが、少なくとも、武漢市政府はこれを怠りました。

——テドロス事務局長は、エチオピアで保健大臣や外務大臣を務めたことがあります。エチオピアは中国と友好関係にありますね。

中国と協力し合うのは良いが、「中国はよくやった」「模範的だ」みたいなことは言う必要はありません。

ＷＨＯは政治的な中立性が守られてきたので、１９４８年の設立以来、世界から信頼されてきました。各国におもねることなく、「政治」より「命」を大切にしてきた組織なのです。今回、「中国寄りだ」などと非難されたことは、とても残念に思います。

――その後、武漢市での感染拡大が深刻さを増し、1月23日にロックダウンしたため、市内に住む人たちは武漢から出られなくなりました。武漢市にいた日本人も帰国できなくなったことから、日本政府は、チャーター機を武漢に派遣し、日本人を帰国させることを決断しました。このオペレーションをどうご覧になっていましたか。

チャーター機による日本人の帰国については、私たち専門家がまだ、コロナ対策に関わる前のことなので、アドバイスなどを求められたことはありませんでした。帰国したいのに帰国できなくなった日本人をいち早く帰国させたことは、とても良い判断だったと思います。

【武漢からの脱出】

日本政府が初めて取り組んだ感染症拡大地域からの退避ミッションだった。茂木《もてぎ》敏充《としみつ》外相が中国の王《ワン》毅《イー》国務委員兼外相と電話で会談し、日本人の帰国に向けた協力を要請し、王氏から理解を得た。

チャーター機第１便は２０２０年１月29日午前０時29分（日本時間）に武漢に到着した。乗り込んでいた医師１人、看護師２人、検疫官１人が機内で、帰国を希望していた２０６人の健康状態を確認するなどの検疫を行った。同日午前８時40分頃、チャーター機が東京・羽田空港に到着。４人が体調不良を訴えて、東京都内の指定医療機関に搬送された。そのほかの帰国者は千葉県勝浦市の「勝浦ホテル三日月（現三日月シーパークホテル勝浦）」に最長12・５日間、待機するよう要請された。

以後、第５便までチャーター機を中国に飛ばし、１月29日～２月17日の間に計８２８人が帰国した。ちなみに、テドロスＷＨＯ事務局長は「中国から自国民を撤収させようという国もあるが、過剰反応は必要ない」と、相変わらず中国寄りの発言をした。

国立感染症研究所によると、全帰国者のうち８１５人が帰国後２週間以内に２回以上のＰＣＲ検査を受けた。このうち陽性が確認されたのは14人（１・７％）だった。うち７人が肺炎の症状を認め、３人が発熱やせき・たんなどの軽症、４人が無症状だった。

手ごわい感染症

政府は２０２０年1月30日、新型インフルエンザ等対策特別措置法に基づき、国の感染症対策の中枢となる「新型コロナウイルス感染症対策本部（本部長は首相）」を設置した。厚生労働省は2月7日、感染症対策を円滑に推進するために、医療・公衆衛生分野で専門的・技術的な助言を行う「新型コロナウイルス感染症対策アドバイザリーボード（助言機関）」を設けた。国立感染症研究所の脇田《わきた》隆字《たかじ》所長が座長となり、尾身氏もメンバーに選ばれた。

――新型コロナウイルスの特徴を、どのように見ていましたか。

当初から、「この感染症は手ごわい相手だぞ」と感じていました。20年2月上旬くらいになると、国内で感染経路不明の感染例が報告され始めました。また、中国国内の情報も踏まえると、潜伏期間だったり、症状がなかったりした感染者が、感染の自覚がないままに動き回って感染を広げている可能性がありました。

03年のSARSは、せきや発熱など、はっきり症状が出た患者からでないと感染しませんでした。無症状の人はうつさないから、症状が出たらすぐに隔離すれば、感染拡大を防ぐことができます。実際、そのように対応して、半年ほどで抑え込むことができました。

しかし、コロナはSARSと違い、無症状あるいは潜伏期間内の人でも、他人に感染させることが分かってきました。したがって、この病気を制圧することは極めて難しい、したたかなウイルスというのが我々の認識でした。当時、国内で今後、かなり感染が広がるというのは、ほぼ間違いないと思っていました。

――アドバイザリーボードが設立されるにあたり、加藤勝信《かとうかつのぶ》厚生労働相とは、どんな話をされましたか。

7日の初会合でお会いした時は、ダイヤモンド・プリンセスの集団感染が発生していた時期です。この時点では、加藤大臣を含め政府や厚労省の一番の気がかりは、クルーズ船の対応だったのだと思います。加藤大臣とは早朝の大臣室なども含み、かなり頻繁に意見交換する機会があり、お互いの考えは理解できていたと思います。

――アドバイザリーボードが設置される4日前の2月3日、集団感染を起こしたクルーズ船「ダイヤ

新型コロナウイルス感染症対策
アドバイザリーボード（2020年7月14日）

◎：座長

今村顕史	東京都立駒込病院感染症科部長
太田圭洋	日本医療法人協会副会長
岡部信彦	川崎市健康安全研究所所長
押谷仁	東北大学大学院医学系研究科微生物学分野教授
尾身茂	独立行政法人地域医療機能推進機構理事長
釜萢敏	公益社団法人日本医師会常任理事
河岡義裕	東京大学医科学研究所感染症国際研究センター長
川名明彦	防衛医科大学校内科学講座（感染症・呼吸器）教授
鈴木基	国立感染症研究所感染症疫学センター長
舘田一博	東邦大学微生物・感染症学講座教授
田中幹人	早稲田大学大学院政治学研究科准教授
中山ひとみ	霞ヶ関総合法律事務所弁護士
武藤香織	東京大学医科学研究所公共政策研究分野教授
吉田正樹	東京慈恵会医科大学感染制御科教授
◎脇田隆字	国立感染症研究所所長

（50音順、敬称略）

モンド・プリンセス」が横浜港に入港しました。乗員・乗客3711人を船内隔離しました。この対策についてはどのような議論をしたのでしょうか。

専門家は、クルーズ船内での感染対策そのものについては、ほとんど議論をしませんでした。ただし、国から船内にいる感染者をどうすべきか諮問されたので、私たちは「船内の乗客は感染リスクが高い状況に置かれており、このまま留め置いておくのは、感染対策上も倫理的にも問題があるので、PCR検査を行った上で順次速やかに下船してもらうことが重要だ」と提言しました。

【ダイヤモンド・プリンセスの集団感染】

まさに、「黒船」の来港だった。新型コロナウイルスの感染拡大を対岸の火事と思い込んでいた日本人の目を覚まさせるきっかけを作った。

同船は約3700人を乗せて、2020年1月20日に横浜港を出発し、香港・ベトナム・台湾などを16日間かけて巡る予定だった。2月1日、香港で1週間前に下船していた男性の感染が判明。船は3日、横浜港に帰港し、乗員・乗客は、そのまま約2週間、船内隔離されることになった。

船内ではショーやパーティーが行われており、それをきっかけに「感染爆発」が起きていたことが明らかになった。国内メディアだけでなく、CNNなど海外メディアも連日、ライブで情報を伝え、世界の目はクルーズ船の状況に釘付けとなった。

下船した感染者は神奈川県や東京都内の病院だけでは対応できず、山梨県など関東近県の病院まで運ばれた。当初、軽症と聞いていたのに、入院したら肺炎症状のある重症だったりするなど、医療現場は混乱した。
結局、乗員・乗客3711人のうち約2割にあたる712人の感染者が確認され、密閉空間での感染力の強さが浮き彫りになった。

加藤厚労相に提出した対策案

――アドバイザリーボードは、どのような取り組みを始めましたか。

厚労省はじめ政府がクルーズ船の対応に忙殺されているこの時期に、我々専門家は、この感染症のしたたかさを認識していました。先ほど述べたように、このウイルスは既に国内に入り込んでいる可能性が高かったのです。空港では、体温を感知するサーモグラフィー検査などを使った水際対策が実施されていましたが、無症状者や潜伏期間の感染者はすり抜けてしまいます。このため、アドバイザリーボードの有志で2020年2月13日、この病気の特徴やこれから求められるべき対策など基本的な対応をまとめて、加藤厚労相に提出しました。A4の紙で6枚です。もちろん、国から求められたものではなく、私たち専門家が自主的にまとめたものです。

この対策案では、感染者が国内で相次ぐことを想定して、適切な診断と治療が受けられる医療体制を早急に整えるべきだと提言しました。当時、国内におけるPCR検査は中国などへの渡航歴や、渡航者らとの接触歴がある人に限られて実施されていましたが、ＰＣＲ検査のキャパシティを上げて、発熱やせき、だるさなどの症状がある人に対しても積極的に検査を行うべきだと訴えました。

そのほか、「感染症指定病院は、特に高齢者や基礎疾患を持つハイリスク患者の死亡を最小限にするための感染対策を中心に行う。感染が拡大すれば、一般の医療機関でも診療を行い、軽症の人は自宅待機してもらう」「感染拡大期にはサーベイランス（調査監視）は個々の例を追うことができなくなるため、必要なし」「国民への情報提供は、リスクコミュニケーション（編注：ある特定のリスクについての情報を、利害関係を持つ人の間で共有し、相互に意思の疎通を図ること。リスコミと略すこともある）の観点から戦略的に行うこと。毎日の感染者数など断片的情報だけでなく、一般の人に全体像（良い点、心配な点、分からない点）が理解できる説明が求められる」などと明記しました。

ちなみに、アドバイザリーボードが設置されたのは、当時クルーズ船に乗り込み、現場指揮を執っていた厚労省の正林《しょうばやし》督章《とくあき》さんが「専門家からアドバイスを受ける組織を作った方がいい」と上司に提案したことがきっかけでした。

専門家会議の発足

政府の新型コロナウイルス感染症対策本部の下、医療・公衆衛生学的な見地から政府に助言など行うため、内閣官房に２０２０年2月14日、「新型コロナウイルス感染症対策専門家会議」が設置された。座長を脇田隆字・国立感染症研究所所長が、副座長を尾身氏が務めることになった。専門家会議は、感染症・公衆衛生の「専門知」を国の政策に生かす重要な組織となった。

――政府の専門家会議と厚労省のアドバイザリーボードの役割は異なるのでしょうか。

感染症対策は専門的かつ高度に技術的な知識が求められます。政府は、政策を立案・実行するために、専門知を活用したいと考えて、専門家会議を設置しました。専門家会議のメンバーは、アドバイザリーボードのメンバーの一部が就任しました。事実上、アドバイザリーボードの役割が専門家会議に移ったのです。

専門家会議の事務・庶務は、「厚生労働省等関係行政機関の協力を得て、内閣官房において処理する」と規定されています。専門家会議設置後も私たちは厚労省の職員と打ち合わせなどを行っていたので、政府の会議になったからといって、これまでと変わったことはありませんでした。

――09年の新型インフルエンザの襲来を受けて、政府が設置した「新型インフルエンザ等対策有識者会議」が既に存在していたのに、なぜ、この会議を活用しなかったのでしょうか。

メンバーは、感染症や公衆衛生の専門家だけでなく、自治体の長、経済団体関係者、法律家、ジャーナリストなど幅広く入った大所帯の会議です。会議の開催は国が決めるので理由はよく分かり

新型コロナウイルス感染症対策専門家会議
（2020年２月14日）

◎：座長　○：副座長

◎脇田隆字	国立感染症研究所所長
○尾身　茂	独立行政法人地域医療機能推進機構理事長
岡部信彦	川崎市健康安全研究所所長
押谷　仁	東北大学大学院医学系研究科微生物分野教授
釜萢　敏	公益社団法人日本医師会常任理事
河岡義裕	東京大学医科学研究所感染症国際研究センター長
川名明彦	防衛医科大学内科学講座（感染症・呼吸器）教授
鈴木　基	国立感染症研究所感染症疫学センター長
舘田一博	東邦大学微生物・感染症学講座教授
中山ひとみ	霞ヶ関総合法律事務所弁護士
武藤香織	東京大学医科学研究所公共政策研究分野教授
吉田正樹	東京慈恵会医科大学感染制御科教授

（50音順、敬称略）

ません。ただ、あまりに多くの人たちが参加している会議なので、機動力に欠けると思った、あるいは様々な意見が出され、見解がまとまらないことを懸念したのではないでしょうか。

——パンデミックが起きると、必ず、感染対策と経済対策のバランスを、どのように取るかが、大きな課題となります。医療・感染症関係の会議と経済関係の会議を別々に作り、それぞれに提言を出してもらうという方式もあったのではないでしょうか。

これまでは感染症の専門家らが提案をしてきましたが、医療の専門家だけでいろいろなことを決めているという声も聞かれたため、私たちは経済の専門家も入れた体制にしてほしいと政府に申し上げてきました。そうした中、医療専門家と経済専門家の別々の会議を作るという議論もありましたが、国からしてみればまったく違う二つの意見が出されても判断のしようがないということで、この選択肢は採用されませんでした。ただし、その後、医療系と社会経済系の専門家が入った会議、つまり、新型コロナウイルス感染症対策分科会（分科会）が20年7月に作られることになりました。分科会設立の経緯などについては、のちほど、詳しく説明します。

PCR検査の「抑制」批判

懸念されていた通り、このウイルスは既に日本国内に入り込んでいた。最初に危機的な状況に陥ったのは北海道だった。2020年1月31日～2月11日に開催された「さっぽろ雪まつり」には、国内外の観光客約200万人が訪れ、感染を広げた。北海道を中心にPCR検査の需要が急増。患者から体調や感染ルートなどを聞き取り、入院調整なども担当する保健所が業務過多で逼迫し始めた。

——厚労省は20年2月17日、①風邪の症状や37・5度以上の発熱が4日以上続く、②倦怠感や呼吸困難がある——の2点のいずれかに該当する場合は、各地の保健所に相談するよう促しました。医療機関に患者が殺到して混乱するのを防ぐため、住民が保健所などに相談する際の、あくまで目安でしたが、保健所がPCR検査に回すかどうかの判断基準にされる事例が相次ぎました。「PCR検査を抑制したため、適切な医療が受けられない患者が出た」などと批判されました。この目安作りには専門家として意見を出したのでしょうか。

この目安は実は、2月16日の専門家会議に政府から諮問されたものです。我々が言い出したものではありませんが、了解しました。

一般にはあまり認識されていなかったようですが、この政府の提案は一般の人は4日でしたが、高齢者の方、糖尿病や心不全などの持病を抱えている人などは重症化しやすいので、発熱が4日ではなく2日程度続いた段階での相談を勧めていました。

我々が政府の諮問にこの時点で賛成したのは二つの理由があります。一つめは、実際にコロナ患者を診察した臨床家から、「感染してから最初の数日間は多くの感染者は軽症であり、重症化の兆候は発症4日目以降に生じることが多い」との報告がありました。疫学情報の分析により当初から、高齢者や基礎疾患のある人は、重症化する可能性が高いことが分かっていました。検査キャパシティが極めて限られているなかで、高齢者については、4日ではなく、2日というのは、この時点で合理的と考えたことが、二つめの理由です。

我々はその後、PCR検査のキャパシティ強化に加えて、「一般の人々に対しても、『4日』を短くして、発熱患者を早く検査できるようにしてほしい」と政府に何度も言ってきました。

例えば、20年5月4日の専門家会議で、「一般の人でも前倒しを進めるべきだ」と発言し、さらなる短縮を厚労省に提言しました。その結果、20年5月8日には、息苦しさ、強いだるさ、高熱など症状のある人や、高齢者や基礎疾患のある人には「すぐに相談」と改定されました。しかし、残念ながらこのことは一般の人にはなかなか認識されませんでした。

こうした目安を作らなければならなかった背景には、先ほども指摘した通り、日本のPCR検査のキャパシティが極めて低かったことがあります。キャパシティが小さいことについては、国も専門家も、はっきり意識していました。

また、検査の抑制あるいは強化について様々な意見があり、一見、世の中が分断されたような感じになりました。このため、20年7月に検査戦略を示し、特に無症状者の検査について、陽性の事前確率の程度などに応じて二つに分け、それぞれの対応を示しました。

具体的には、感染の広がりを疑う地域や集団・組織、重症化しやすい高齢者がいる医療機関や施設では無症状者でも積極的に検査を行う。そうでない場合は無症状者から感染者を発見する確率は低く、感染拡大防止に対する効果も低いので感染症法における行政検査としては実施しないが、民間企業や個人などが、海外渡航や興行を行うなど個別の事情に応じて、各々の負担で検査を行うことはあり得ると指摘しました。

――隣国・韓国では、人口比でみるとPCR検査を日本より、ずっと多く実施していました。

韓国は、12年以降に中東を中心に感染が広がったMERS（中東呼吸器症候群）を経験し、痛い目に遭っていたからです。それを教訓として、PCR検査体制を充実させてきました。それに対して日本は、MERSなどの襲来を受けなかったから、準備を怠り、韓国などと比べるとハンディキャップを背負いながら感染対策を始めなくてはならなくなりました。

【見劣りした日本のＰＣＲ検査体制】

ＰＣＲはポリメラーゼ連鎖反応（Polymerase Chain Reaction）の略で、ＰＣＲ検査とは、ポリメラーゼという酵素を用いて標的とした遺伝子の断片を大量に増幅させ、ウイルスなどの有無を調べること。コロナが日本に上陸すると、感染の有無を調べたいという人が急増し、相談や受診調整を行う保健所がパンク状態になった。検査を希望しても受けられないケースが相次ぎ、国民の不満が高まった。

英オックスフォード大学の研究者らが運営するサイト「アワー・ワールド・イン・データ」によると、人口１０００人あたりの累積検査件数は２０２０年４月12日時点で、日本が０・５１件。米国の10・２８件や韓国の９・９０件に比べると20分の１ほどに過ぎない。ドイツの20・１８件に比べると40分の１ほどだ。

韓国では、自動車に乗ったまま検査を受けられる「ドライブスルー検査」をいち早く導入した。マクドナルドなどのファストフード店で車から降りずに商品を注文するかのように、手軽にＰＣＲ検査を受けることができると評判を呼んだ。このような体制を整えられたのは、15年にＭＥＲＳの流行で38人の犠牲者を出したことを教訓に、感染症対策を強化してきたからだ。韓国は今回のコロナ禍では当初から、国の研究機関や民間医療機関が迅速にＰＣＲ検査を実施した。

生かされなかった報告書

実は、新型コロナウイルスが流行する約10年前、同じくパンデミックを引き起こした感染症があった。２００９年４月から世界で感染が広がった「新型インフルエンザ（Ｈ１Ｎ１）」だ。世界の死亡者数は１万８０００人以上にのぼったとされる。日本でも５月に最初の感染者が確認され、その後、２０００万人以上が感染し、約２００人が亡くなった。世界の国々に比べると比較的、被害は軽く済んだが、それでも、マスクなどの医療物資や検査・病床の逼迫、感染者への差別などの問題が浮き彫りになった。この時の教訓を生かそうと、厚生労働省の総括会議が10年に「新型インフルエンザ対策総括会議報告書」をまとめている。報告書は既に、ＰＣＲ検査体制を強化すべきだと指摘していた。

――新型インフルエンザ対策総括会議報告書が、新たな感染症に備えて的確に問題点を指摘していたのに、新型コロナウイルスが上陸した20年には生かされませんでした。

私も新型インフルエンザ対策総括会議のメンバーでした。この報告書は、今回のコロナ禍で浮き彫りになった課題を、ほとんど網羅的に取り上げていました。

「国立感染症研究所、保健所、地方衛生研究所も含めた日常からのサーベイランス体制を強化すべきである。とりわけ、地方衛生研究所のＰＣＲを含めた検査体制などについて強化すべきだ」

「厚生労働省、国立感染症研究所、検疫所などの機関、地方自治体の保健所や地方衛生研究所を含めた感染症対策に関わる危機管理を専門に担う組織や人員体制の大幅な強化、人材の育成を進めるべきだ」

「国民への広報やリスクコミュニケーションを専門に取り扱う組織を設け、人員体制を充実させるべきである」

「地方自治体も含め、関係者が多岐にわたることから、発生前の段階から関係者間で対処方針の検討や実践的な訓練を重ねるなどの準備を進めることが必要である」

提言の主な内容は、このようなものでした。しかし、この提言は生かされませんでした。その理由として、その後、政権交代が度々あったり、東日本大震災など大きな自然災害に見舞われたりしたことが背景にあったと思います。

今回のコロナパンデミックが完全に収束するにはまだ時間がかかると思いますが、終わっても、「のど元過ぎれば熱さ忘れて」同じ過ちを繰り返してはいけないと思います。

——国が報告書の提言を実行しないなら、提言を出した専門家の皆さんが、「しっかりやってください」と何度も言わなければならなかったのではないでしょうか。

新型インフルエンザ等対策有識者会議の場で、結構、言ってきているんですよ。会議の複数のメンバーが政府に対して、「（総括会議報告書は）どう生かされているのかお尋ねしたい。あの時、相当な議論を繰り返したが、その議論は、この有識者会議で生かされるのかも聞きたい」「総括会議は多くの方が参加した。報告書は非常に貴重な意見が入っている。そのことを踏まえて、（この会議で）議論していただきたい」「（総括会議で調べたところ）政府が想定した重症度で入院患者を想定すると、呼吸器すら足りない現状があった。たぶん今もかわっていない。そのような現状を踏まえて議論してほしい」などと訴えました。しかし、そもそも我々専門家の役割は現状を評価し、求められる対策について提言することです。対策の最終決定及びその実行の責任は国の役割です。

――この報告書を受けて、政府は12年、新たな感染症に対する対策の強化を図り、国民の生命と健康を守るための「新型インフルエンザ等対策特別措置法」を成立させました。この法律に基づき、行動計画を策定し、都道府県も計画を作っていました。しかし、これらの計画は、今回のコロナ禍では、まったく使いものになりませんでした。何が原因だと思いますか。

行動計画は、高病原性鳥インフルエンザやエボラ出血熱のように、感染すると致死率が高いが、感染力はそれほどでもない感染症をイメージして策定されていたものでした。コロナは感染力が強く、そして、狡猾に変異し、無症状者でもウイルスをうつしてしまう、想定外の感染症でした。

平時から想像力を働かせて、どのような感染症対策の仕組みを作るべきか、政府や自治体、研究機関、医療機関、専門家など関係者は同意しておく必要があります。ただし、どんな特徴を持つ感染症が現れるか分からないので、いくつかのシナリオに対し、柔軟に対処できる仕組みでないといけません。

【パンデミックを引き起こした感染症】

人類の歴史は、感染症との闘いの歴史とも言える。天然痘（痘そう）は紀元前から、非常に強い感染力と非常に高い致死率で世界の人々を恐怖に陥れた。天然痘ウイルスによる飛沫感染が主な感染ルートで、症状は急激な発熱、頭痛など。治っても失明したり、あばたが残ったりした。紀元前のエジプトのミイラに天然痘の痕跡がある。日本には6世紀頃に上陸したとされ、その後、流行を繰り返した。

イギリスの医師、エドワード・ジェンナーが1796年、「種痘《しゅとう》」という予防法を開発した。天然痘ほど危険ではないが、天然痘に似た牛の感染症「牛痘《ぎゅうとう》」にかかった人のウミを、ほかの人に注射することで天然痘にかかりにくくする。人類初のワクチンだ。180年あまり後の1980年、WHOが天然痘の世界根絶宣言を出した。天然痘は人類が根絶した唯一の感染症である。

ペストは、患者の皮膚が黒くなる特徴的な症状から「黒死病」と呼ばれた。ペスト菌による感染症で、菌を保有するネズミなどに取り付いたノミを介して感染する「腺ペスト」と、感染者の飛沫を介して感染する「肺ペスト」がある。症状は腺ペストがリンパ節の腫れや発熱、頭痛など。肺ペストがせきや高熱、呼吸困難などだ。14世紀にヨーロッパで大流行し、ヨーロッパだけで全人口の4分の1～3分の1にあたる2500万人が亡くなったとされる。

インフルエンザウイルスは、自らの構造を変え、「新型インフルエンザウイルス」として幾度もパンデミックを起こしてきた。季節ごとに流行を繰り返す季節性インフルエンザとは異なり、人間が免疫を持っていないことから甚大な被害が出ることが想定された。

第1次世界大戦中の1918年に流行が始まった「スペインかぜ」は、世界で4000万人以上が亡くなったとも言われる。1957年に中国で流行が始まった「アジアかぜ」では2000万人ほど、1968年に始まった「香港かぜ」では100万人ほどの死者が世界で出たと推測される。

記憶に新しいのが、2009年4月から世界で流行した「新型インフルエンザ（H1N1）」だ。米国とメキシコ周辺で豚が感染するインフルエンザウイルスに人間が感染したのが始まりとみられる。日本を含む214の国と地域で感染が確認され、1万8000人以上が亡くなったとされる。

日本政府は12年、新型インフルエンザ等対策有識者会議（尾身茂会長）を設置して課題を分析し、将来、襲来する感染症に備えるための対策を練った。しかし、今回の新型コロナウイルス対策には、ほとんど生かされなかった。

新型コロナウイルスは、一般的な風邪の原因となる「コロナウイルス」の仲間だ。02～03年頃に中国南部を中心に感染爆発したSARS（重症急性呼吸器症候群）と、12年以降に中東や韓国で流行したMERS（中東呼吸器症候群）を引き起こしたのもコロナウイルスだ。いずれも主な症状は、発熱やせき、息切れなど。ただし、日本には上陸しなかった。

新型コロナウイルスは「100年に1度のパンデミック」を引き起こしたと言われる。しかし、次なる脅威が訪れるのが100年後とは限らない。来年、正体不明の感染症に襲われても対応できるように体制を整えておく必要がある。

第2章

前のめり

「ルビコン川」を渡った専門家会議

尾身茂氏ら専門家の目から見れば、新型コロナウイルスが既に国内に侵入し、感染を広げている可能性は非常に高かった。しかし、政府は当時、クルーズ船の対応に忙殺されていたため、新型コロナウイルス感染症対策専門家会議（専門家会議）のメンバーたちは「我々の懸念が共有されていない」と強い危機感を持った。専門家会議は、政府から助言を求められて見解や提言を行うのが任務だが、「このまま政府の動きを待っていたら、我々の考えを述べる機会を失い、手遅れになるかもしれない」と強く感じ始めていた。

政府に求められていないのに、専門家会議のメンバーは、この感染症の特徴やこれから取るべき対策の基本について述べた上で、「これから1～2週間が瀬戸際」と危機感を露にした独自の見解を公表した。尾身氏は、この時の心の内を、「ルビコン川を渡るような思いだった」と明かした。

専門家の責任として見解を発表したが、この、言わば「前のめり」の姿は、「専門家がコロナ対策をすべて決めているのではないか」などと国民から批判を受けることになった。

歴史の審判に耐えられない

専門家会議の第2回会合は2020年2月19日に開催され、加藤勝信厚労相が冒頭、「総理から指示があり、感染を拡大させる恐れがある大規模集会に対して、どのように対応すべきか、専門家の皆さんの声を聞いて決めていくようにとのことでした」「ダイヤモンド・プリンセスの乗客の下船が始まった。これまでに得られたデータを分析していただきたい」などと発言した。

議題はほぼ大規模集会とダイヤモンド・プリンセスだけで、国内の感染状況を深掘りした議論は行われなかった。しかも、議事は政府の個別の質問に専門家が答える形で進み、自分たちの意見を積極的に表明することができなかった。コロナ対応の全体像が会議で示されないことに専門家はフラストレーションを募らせていた。

――専門家の間では、相当な危機感があったのでしょうか。

20年1月15日、中国・武漢市を訪れていた神奈川県に住む中国人男性が発熱などの症状を訴え、新型コロナウイルスに感染していたことが確認されました。これが国内で初めて感染が確認されたケースです。その後も散発的に感染者が確認されますが、国内では既に感染がかなり広がっていると我々は考えていました。このまま放置すれば、感染者が急激に拡大するリスクがありました。

しかし、当時我々が持っている、この危機感は政府とは必ずしも共有されていないな、と感じました。既に述べましたが、アドバイザリーボードの有志で2月13日、「適切な診断と治療が受けられる医療体制を早急に整えるべきだ」などと言いましたが、それに対して政府はクルーズ船などの対応に忙殺され、コロナ対応の全体像が示されないことに、我々専門家は焦りを感じていました。

この病気の特徴や取るべき対策の基本的方向性について誰かが提案しないと大変なことになると思いました。誰もやらないなら、我々が示さないといけない。今、これをやらないと、専門家に求められている役割が果たせないんじゃないか、と我々は強く感じていました。

コロナという正体が分からないウイルスが上陸したのだから、事態は「平時」ではなく「有事」ですよね。有事には「スピード感」と「オープンな情報の発信」がとても大切です。

これまでの私自身の経験からすれば、なんらかのアクションを起こせば、ある程度の批判があり得ることは分かっていました。しかし、我々の頭にあったのは、「ここで何も言わないと、『歴史の審判に耐えられない』のじゃないか」ということです。つまり、コロナがいつか収束して歴史を振り返り、「なぜ、あの時、専門家は政府に進言しなかったのか」という歴史の検証に耐えられないと思ったのです。

――専門家会議の一部のメンバーは会議とは別に、「勉強会」と称したブレインストーミングのための会合を開いていましたね。

専門家会議自体は2、3時間程度しか議論できません。コロナ禍が始まったばかりで、国内外から最新の情報が報告されます。そのような少ないけれど貴重なデータを基にして詳しく議論するために、自然とみんなで集まることになりました。それぞれの仕事を終えて、または途中で抜け出し、多い時は週に2、3回、メンバーの一人である東京大学医科学研究所教授の武藤《むとう》香織《かおり》さんの部屋に集まりました。オンラインで参加する人もいました。自分の意見をそれぞれ、ぶつけ合い、時に激論となることもありました。

その後この勉強会は日曜日の午後に開かれることが定例になり、毎回5時間を超えることが多かった。パンデミック初期には、勉強会は厚労省が入っている中央合同庁舎でも開かれ、厚労省の職員も参加することがありました。

【「イタリアの武漢」の悲劇】

欧州で最も早く危機的な状況を迎えたのはイタリアだった。北部ロンバルディア州ベルガモで2020年2月下旬から感染が急拡大した。押し寄せる患者に病院が対応できなくなり、医療崩壊した。欧州でも高齢化率の高い都市として知られ、自宅や高齢者施設で多くの高齢者が亡くなっていた。同年6月までに約3000人が命を落としたとされる。死者の棺《ひつぎ》を運ぶ軍用車が列をなす映像が現地から配信され、世界を震撼させた。ベルガモは、最初に感染者が確認された中国・武漢の名を冠して、「イタリアの武漢」と呼ばれた。

悲劇の原因として現地メディアは、①ウイルスは2月以前に感染拡大していたのに、政府が重視しなかった、②経済活動を優先して政府・自治体が迅速に住民の移動制限を行わなかった——などの点を指摘した。

「瀬戸際」厚労省が修正要求

尾身氏、脇田氏らは2020年2月23日、東京大学医科学研究所の武藤香織教授の教授室に集まり、翌日開かれる専門家会議に提出するための提言作りに取りかかった。ほかのメンバーともメールなどで情報共有し、文案をまとめていった。

——提言では、どのような点を強調したかったのでしょうか。

我々は既に国内の様々な地域で感染拡大が始まっていると判断していましたので、2月13日、この病気の特徴や対策の基本方針などをまとめた提言を厚労相に出したことは、既に説明しましたが、それに対して国からの反応はありませんでした。このまま何の対策も打たないと、医療崩壊して、助かる命も救えなくなるかもしれないのに、このような状況を一般の市民は知らされていない。早く伝えないと大変なことになる。我々の危機感を国民に伝えるために、どのような言葉を使えば一番適切か、メンバーでかなり議論しました。その結果、「瀬戸際」という言葉を使おうということになったのです。

一方、そもそも我々が2月24日の提言を出すことに、厚労省はあまり前向きではなかったと感じていました。また、「瀬戸際」という言葉にも懸念を抱いていたと感じました。おそらくこの言葉は強すぎて、国民に不要な恐れを抱かせてしまうということだったと思います。「この言葉はなんとかならないのか」という話が政府から私たちにあり、その懸念は理解できましたが、この言葉は肝だったので、丁寧にお断りしました。

——国は国民のことを考えて政策を作るので、国民は従ってくれればいい、という「パターナリズム（家父長主義、父権主義）」的な感じがありますね。

分かっている事実を国民に伝えても、それに対する効果的な対策がないのならば国民を不安にさせるだけではないか、という考え方が伝統的に我が国の社会にはあったと思います。おそらく政府にもそういう傾向があったと思います。

そこが、国と我々専門家の視線の違いだと思います。私たち専門家は、ネガティブなことや聞きたくないことであってもそれが事実であれば最初からそれを率直に政府が国民に知らせる方が、結局、国民は政府を信頼するのではないかと思っていました。私は長くWHOという国際機関にいましたから、条件反射的に、情報はオープンにした方が、トータルで考えると理解や信頼が得られやすいと思っていました。

【政府への国民信頼度国際比較】

ＯＥＣＤ（経済協力開発機構）が、加盟する38の先進国とＢＲＩＣＳに所属するブラジル、ロシア、南アフリカの計41か国を対象として２０１９〜22年、各国の国民の政府信頼度を調査したところ、日本は43・１％（調査は22年）で27位だった。残念ながら、それほど高いとは言えない状況にある。

１位は83・８％（21年）のスイス、２位は78・０％（19年）のルクセンブルク、３位は77・５％（22

政府への国民信頼度国際比較（一部抜粋）

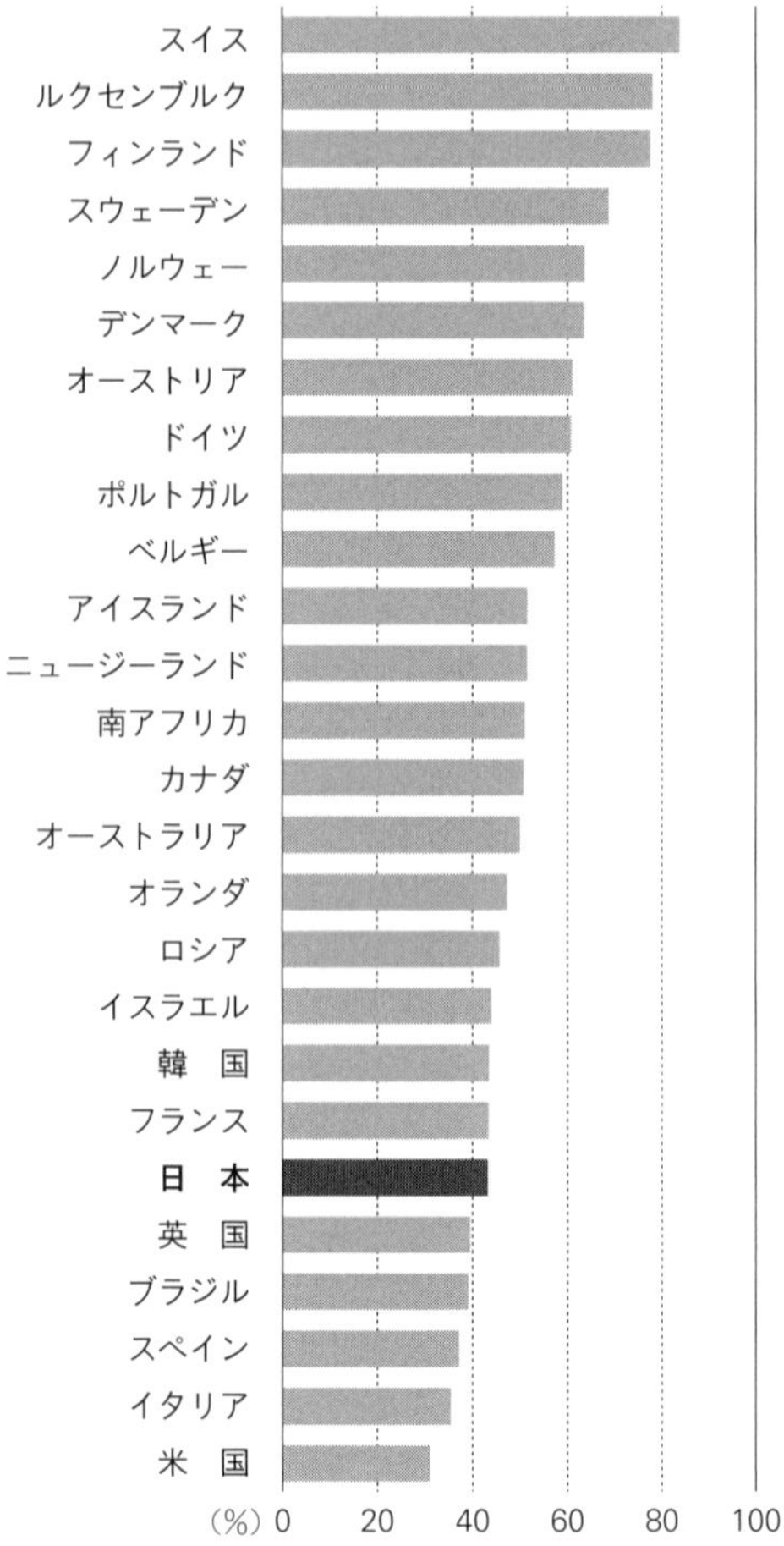

●OECD調査

年）のフィンランド。そのほか、ドイツが60・8％（同）、ニュージーランドが51・4％（同）、韓国が43・4％（21年）、英国が39・5％（同）、米国が31・0％（22年）だった。

盛り込まれなかった「エアロゾル感染」

――東北大学の押谷仁先生は、クルーズ船やこれまでの感染事例を踏まえて、「このウイルスはエアロゾル感染する可能性がある」と主張されたそうですね。このことは提言に明確には盛り込まれませんでした。

パンデミックごく初期の２０２０年２月24日、第３回専門家会議において飛沫感染以外の感染伝播の方法があるのではないかという議論が活発に行われました。押谷さんは「距離が離れていても起こるいわゆる『空気感染』はほとんど起きていないと考えられるが、一方で密閉空間においてはせきやくしゃみがなくても短距離のエアロゾル感染は起きる可能性がある」と指摘しました。この考えは多くの専門家にも支持されました。

そのため、２月24日に政府に提案した我々の見解では、「これまでに判明している感染経路はせきやくしゃみなど飛沫感染と接触感染が主体です。空気感染は起きていないと考えています。ただし例外的に至近距離で相対することにより、せきやくしゃみがなくても感染することは否定できません」としました。国の懸念は空気感染という言葉が独り歩きすることだったので、私たちも空気感染が起きていないということを明記しました。

そうした中、20年7月30日の第4回アドバイザリーボードでは、エビデンス（科学的根拠）が徐々に集まってきたので、我々専門家ははっきりと、エアロゾル感染（当時は「マイクロ飛沫」と表現されていた）の可能性があるということを明確に表明しました。

ルビコン川を渡る

専門家会議は2020年2月24日、記者会見を開き、「これから1～2週間が急速な拡大に進むか、収束できるかの瀬戸際」になるとの見解を示した。専門家の意見を踏まえ、政府は25日の対策本部会議で、感染拡大防止の具体策などを盛り込んだ総合的な基本方針をまとめた。

――独自の見解を公表するにあたり、どのような思いでしたか。

パンデミックの初期のこの時期、政府はクルーズ船内の感染対策に忙しく、この感染症に対する基本的方針をまとめる余裕がなかったのは、既に述べた通りです。しかし、我々専門家は、この感染症が無症状や軽症の人でも、あるいは潜伏期間内の人でも、他に感染させる「したたかなウイルス」で、地域での感染拡大が起こる可能性が極めて高いと判断していました。この見解を政府に示すのが我々の責任だと感じていました。

我が国の会議では委員は国から諮問されることに答えるのが一般的で、求められていないのに専門家が自ら見解を述べるというのはほとんどなかったと思います。24日の専門家会議で加藤厚労相に、「我々専門家で提言を作ったのですが、この場で提出してもよいでしょうか」と尋ねたところ、了解していただきました。

提言では、「これから取るべき対策の最大の目標は、感染の拡大のスピードを抑制し、可能な限り重症者の発生と死亡数を減らすこと」だと主張。国民に対して、風邪や発熱などの軽い症状が出た場合には、外出せず、自宅での療養を勧め、リモートワークやオンライン会議など人と人とが接する機会を減らすよう協力を求めました。

この時点では当然のことながら、記者会見で話すなどということはまったく考えていませんでした。ところが、どういうわけか、私は、この見解についてNHKの午後7時のニュース番組で話すよう求められました。番組放送後、その他の新聞、テレビなどからも話を聞きたいとの要請があり、急きょ、午後9時から記者会見で考えを述べることになりました。これ以降、専門家会議が開かれ、提言書などを出すたびに、記者会見を求められることが恒例となり、記者会見は3年以上続くことになりました。

私はWHOで長く働いていた関係で、マスメディアに話すことの重要性については痛いほど分かっていました。一般市民はWHOからの情報よりも、WHOがマスメディアに話した情報をより身近に感じることを学びました。

我々は専門家会議に出席して意見を求められたら、それに答えるだけで、合格点をもらえるかもしれません。しかし、我々としては、専門家として知り得たことを基に対策を政府に提言し、政府が最終判断した内容がしっかり国民に伝わらなければ感染拡大を防げないという強い思いがありました。そうせざるを得ない、止むに止まれぬ気持ちでした。しかし、提言や見解を記者会見で述べることを重ねるうちに、「専門家がすべてを決めているのではないか」「専門家の領域を踏み越えているのではないか」という声も聞こえてきました。

クラスター対策で感染拡大を抑制

専門家として「前のめり」な見解を公表した翌日の2020年2月25日、政府は、医療提供体制の整備を進めるとともに、国民や企業に、テレワークや時差出勤などを呼びかける基本方針を決めた。同日、日本のコロナ対策の柱となる「クラスター対策」を担う班が厚労省に発足した。

――クラスターとはコロナ禍では、感染者の集団という意味ですね。クラスター対策は、どのような経緯で行われるようになったのですか。

東北大の押谷さんらを中心とした専門家は、中国・武漢からの情報やダイヤモンド・プリンセスの集団感染などの情報の分析を積極的に続けていました。前述の通り、ＳＡＲＳや、14〜16年に西アフリカでアウトブレイク（集団発生）したエボラウイルスなどとは違い、新型コロナは無症状者や潜伏期間の感染者でもウルイスをうつしてしまう。「どうやったらコロナを抑え込むことができるのか」と専門家は考え続けていました。

感染症対策は従来、感染者の濃厚接触者を探し出し、濃厚接触者に自宅待機などを要請し、それらの人が発症した場合には隔離をする「前向き疫学調査」による対策が一般的で、世界の多くの国々は、この手法で対応しています。

押谷さんや北海道大学大学院教授で理論疫学者である西浦《にしうら》博《ひろし》さん（現京都大学大学院教授）らは新型コロナウイルスの特徴を突き止めました。それは、ほとんどの感染者は周囲に感染させず、ごく少数の感染者（約2割）が、後に「3密」と言われる場所などでクラスター感染を起こし、そのクラスター感染が次のクラスター感染につながる、つまりクラスターの連鎖が爆発的な感染拡大につながるということです。これがクラスター対策を重視した背景です。

クラスター対策の中で重要な役割を果たしたのが「後ろ向き疫学調査」というものです。これは感染者を見つけたらその過去の行動を調べ、例えば感染者に共通した場所があれば、そこが感染源だと分かる、そして、次のクラスター感染の発生を防ぐ、という方法を我が国は取りました。こうした対策は特にパンデミック初期の日本のコロナ対策の柱となりました。

【クラスター対策班】

厚生労働省新型コロナウイルス感染症対策本部に2020年2月25日設置された。クラスター対策班には、国立感染症研究所による「データチーム」と、押谷教授が率いる東北大学が担当する「リスク管理チーム」の2チームが置かれた。データチームの下には、国立感染症研究所感染症疫学センター職員、センターが実施している「実地疫学専門家養成コース（FETP）」の研修生、FETPの修了者らで構成される「接触者追跡チーム」がある。この追跡チームは各都道府県からの要請を受けて現地に派遣され、積極的疫学調査の支援を行い、その後も必要に応じて遠隔支援も実施する。また、西浦教授らが担当する「データ解析チーム」もある。

一方、リスク管理チームでは、データチームの情報などを踏まえて、感染状況、効果的な対策の立案などを行う。

クラスター対策班は国立保健医療科学院、新潟大学、国際医療福祉大学などからも協力も得ており、総勢30人に及ぶ組織だ。データを収集して分析し、そこから得られた知見を生かしてリスク管理上の提言を行う。それらの知見や提言は厚労省のアドバイザリーボードや、政府の専門家会議に提出され、日本のコロナ対策に生かされる。

感染対策に数理モデルを活用

——感染拡大を防ぐための後ろ向きの積極的疫学調査は実際にどのように行われているのですか。

地域の保健所が患者の発症前までの行動を聞き、推定される感染源は誰か、感染経路は何か、などを探ります。その結果、浮き彫りになった濃厚接触者には検査を行い、宿泊療養施設の入所や自宅療養につなげます。大規模なクラスターが発生した場合、クラスター対策班の接触者追跡チームが支援に入ることもありました。

日本の感染対策において初めて「数理モデル」が導入されました。数理モデルとは、現実の事象、とりわけ、時間的に変化する現象について、微分方程式など数学を用いて記述することを目指すものです。西浦さんに代表されるように理論疫学者らが、今回のコロナ禍で将来の感染状況などを予測する研究結果を発表しました。新型インフルエンザが流行した時にも、若干、活用されましたが、本格的に感染拡大防止に役立てられたのは初めてのことです。

これからの感染症対策には、数理モデルは欠かせないものとなっていると思います。

——クラスター対策は、日本の感染対策の柱とされました。ただ、果たして、本当に感染対策に効果があったのかについては、しっかり検証するべきだとの意見があります。また、クラスター対策が保健所の負担を増やし、疲弊を招いた側面は否めません。

クラスター対策の効果については、2020年5月29日の専門家会議で、その時点での情報分析・評価が公表されています。パンデミック当初、日本は欧米と比べて感染者・死亡者数が低く抑えられていましたが、その背景として、①中国由来・欧州等由来の感染拡大を早期に検知できた、

②我が国のクラスター対策が奏功した――ことが挙げられます。

具体的なクラスター対策の効果としては三つありました。一つめは、共通の感染源を特定し、その場の濃厚接触者に網羅的な接触者調査を実施。感染者が確認されれば、病院に入院させるなどして感染拡大を防止したこと。二つめは、「3密」などのクラスターが発生しやすい場の特徴を指摘することができ、これにより、初期の段階から、市民に対して注意喚起することができたこと。三つめは、クラスターを中心とした感染者のつながり（リンク）を追うことができたことです。リンクが追えない「孤発例」が増加した地域は、感染が拡大していると判断することができました。クラスター対策はパンデミック初期には有効でしたが、その後感染が拡大するにつれて必要な調査ができにくくなり、緊急事態宣言などを追加せざるを得なくなりました。

――コロナ禍では、たくさんの知見が集積されました。

我が国のコロナ対策が比較的うまくいった理由は大きく分けて三つあったと思います。一つめは一般市民の健康意識が高く、国や自治体の様々な要請に協力してくれたことです。二つめは保健所、医療関係者などが夜を日に継いで感染者対応にあたってくれたこと。三つめは、いろいろな問題はあったにしても、国や自治体が、感染者が増えてきたら強めの対策を行い、感染状況が落ち着いてきたら社会経済活動を再開する「ハンマー&ダンス」と呼ばれる対策を行ったことです。

マスクの効果については様々な意見があって、厳密な意味でのエビデンスはまだないと思いますが、マスクの着脱などに関する社会の関心が高まる中、我々専門家は23年2月8日、「マスク着用の有効性に関する科学的知見」という文書を正式に発表しました。例えば、マスク着用者の週あたりの感染者リスクは、マスクをしない人の0・84倍に低下することなどを示しました。また、地域全体で、例えば学校などでマスクをする割合が増えれば感染のレベルが下がるというアメリカの報告などを紹介しました。

またそれ以前に、理化学研究所などのチームは20年8月、スーパーコンピューター「富岳《ふがく》」を使って、飛沫を抑えるマスクの効果などをシミュレーションした調査結果を公表しました。それによると、感染者・非感染者ともに不織布マスクなどを着用すると、飛沫が体内に入るリスクをある程度下げることが可能だと分かりました。

北海道の危機

国内で最初に危機的な事態に直面したのは北海道だった。2020年1月28日、中国・武漢から観光に訪れた女性の感染が確認された。道民で初の感染者が確認された2月14日以降、感染者は札幌、函館、旭川、北見など一気に全道に広がり、2月28日時点で累計感染者が国内最多の64人（居住者）となった。国内外から約200万人の観光客が訪れた「さっぽろ雪まつり」が1月31日から2月11日まで開かれるなど、中国人に人気の高い冬の観光シーズンを迎えていたことも、感染拡大の背景にあると思われる。北海道の鈴木《すずき》直道《なおみち》知事は2月28日、独自の

「緊急事態宣言」を発表し、外出を控えるよう道民に異例の呼びかけを行った。

――北海道の感染状況は相当に厳しかったのでしょうか。

北海道の感染拡大は、我々にとって最初の大きな試練でした。北海道の都市部で既に感染が起きていましたが、周辺部での感染が起こるまでそれを探知できませんでした。ある日、押谷さんから「クラスター対策が破綻したのではないか」という電話を受けとりましたが、「これは対策の失敗というよりは、このウイルスのしたたかさが示されたのではないか」と返事をしました。

結局、専門家の最終判断は、札幌市内で最初に感染が広がり、感染した若者が、仕事や遊びで、たまたま地方に行って感染を広げたのではないか。ただ、感染した若者は軽症または無症状なので、自覚なく、ウイルスをうつしてしまった。その結果、地方では、高齢者の感染が急増したとの推論でした。

人知れず感染拡大してしまった、この北海道の事態は、このウイルスのしたたかさを示す出来事として記憶に残っています。その後20年夏頃に、日本最大の歓楽街である東京の新宿・歌舞伎町で感染拡大が問題となりました。感染者は、接待を伴う飲食業の関係者が多く、マスクをせずに接客や飲食をしていたのが一因です。当時こうした事例に共通していたのは、若者は症状が軽いので、感染しても気づかずに街を出歩いて、感染を広げることでした。この事態にどう対処するか、このことを若い人を非難しないような形でどのように伝えるか、我々にとって極めて難しい課題が突き付けられました。

北海道知事からの切実なお願い

――専門家会議は2020年3月2日、「軽症の若者が感染を広げている恐れがある」との見解を発表しましたね。

北海道の事例は、リスクコミュニケーションの観点においても、我々にとって大きな試練でした。北海道の感染拡大において、無症状者が感染を広げていることは、状況証拠的に確認できていました。我々専門家は、このことを広く国民に伝えるべきだと思いました。しかし、国は「対策がない中で、そのことを言えば、国民に不要な不安を与えかねない」と懸念を示しました。国としては当然の懸念かもしれません。

無症状者が感染を広げる可能性があるということは確かに、聞きたくない、嫌なことですよね。しかし、分かっていることを言わないと、後で人々の信頼を失う可能性があります。そちらのリスクの方が大きいと感じました。日本の国民の良識を信じないといけないと思ったので、そのことを伝えようと思いました。

ところが、北海道知事からも、「（無症状者による感染のことは）道民が不安になるので言わないでください」とのメッセージが厚労省を通して我々に届きました。

私たち専門家は、この感染対策においては、中央政府はもとより、都道府県知事の役割が極めて重要だという認識を持っていました。知事の考えを受け止めなければ知事との信頼関係を失い、これからの専門家の役割を果たすことができなくなる。それだけはなんとか避けたいと思いました。

このため、3月2日の提言では、無症状という言葉を使わず、「北海道などのデータの分析から明らかになってきたことは、症状の軽い人も、気がつかないうちに、感染拡大に重要な役割を果たしてしまっていると考えられることです。なかでも、若年層は重症化する割合が非常に低く、感染拡大の状況が見えないため、結果として多くの中高年層に感染が及んでいると考えられます」という表現にとどめました。

その上で、北海道を念頭に置き、若い人たちに向けて、①せきや喉の痛み、発熱だけでも外出を控える、②風通しの悪い空間において近い距離で会話する場所やイベントにできるだけ行かない――ことを求めました。避けるべき場所や場面として具体的には、ライブハウス、カラオケボックス、クラブ、立食パーティー、自宅での大人数の飲み会をあげました。

知事をはじめ、道民の皆様の努力により、北海道の感染状況は落ち着きを見せました。ただ、感染拡大の波は、おそらく、だんだんと南下してくるだろうというのが我々の予想でした。

エビデンスなき一斉休校

安倍晋三首相は2020年2月27日、全国の小中学校、高校、特別支援学校を一斉に、3月2日から春休みまで臨時休校とするよう要請することを決め、対策本部で表明した。この政府の決定は、与党の事前了承を経ない即断だった。国民への影響が極めて大きいこともあり、与党内にも驚きと困惑が広がった。「感染者が少ない県もあるのに一斉休校にする必要はあるのか」「子どもの面倒をみる親も仕事を休まないといけない」など批判の声もあがった。

――専門家会議は政府から一斉休校について相談があったのでしょうか。

一斉休校は「寝耳に水」でした。まったく相談されていません。

09年の新型インフルエンザ流行時は、子どもたちから感染が広がっていったので、地域的な休校は意味がありました。小学校、中学校が(感染拡大を引き起こす)ドライビングフォース(駆動力)だから、効果がありました。この時、我々は強く自治体に勧めました。それによって大阪府や兵庫県では、第1波を起こしたウイルス自体が地域から消滅しました。これは感染症の歴史でも極めてまれなことでした。

しかし、コロナは新型インフルとは違う。子どもたちが通う学校を休校にしても、実効再生産数(1人の感染者が平均して何人に感染させるかを表す値。1以上なら増加傾向、1未満で減少傾向を表す。感染状況を示す指標の一つ)が急に減るようなことはないんですよ。休校にしたら感染拡大が抑制されるというエビデンスはありませんでした。

我々専門家は実は、この時期、学校休校の効果の有無について話し合っており、その結果、休校を勧めるつもりはまったくありませんでした。そのような対策を決めるんなら、半日でもいいから前もって言ってくれれば、よかったと思いました。我々としても、いつも完璧に正しい意見を言えるとは思っていませんが、我々の意見を一応聞いた上で決めていただけたら、と思いました。そのために、政府は専門家助言組織を作ったんですよね。

【一斉休校】

専門家会議だけでなく与党の事前了承も経ない、根回しなしの安倍首相の政治決断だった。「何よりも子どもたちの健康、安全を第一に考え、日常的に長時間集まることによる感染リスクに備える」。安倍首相は2020年2月27日、そう一斉休校の理由を説明したが、あまりに突然の発表で、全国の自治体や学校関係者は困惑した。

休校が始まると児童生徒のいない学校は静まりかえり、学習塾では出勤前の保護者に連れられた小学生や自習に励む高校生の姿が見られた。学習の遅れを心配する子どもたちのために、オンラインで教材を提供する動きが広がった。

共働き家庭やひとり親家庭は、自宅で過ごす子どもをどのように見守り、どのように食事を食べさせるか、頭を悩ませた。子どもを親類に預けることができない場合、学童保育などが受け皿になった。政府は、休校に伴って子どもの面倒をみる従業員が有給休暇を取得できるように企業が環境を整えたら、有休取得者数に応じて企業に助成金を支払う制度を新設した。
3月20～22日に行った読売新聞社の全国世論調査によると、政府が、全国の小中学校や高校などに春休みまでの臨時休校を要請したことが「適切だった」は64％で、「そうは思わない」の28％を上回った。

アベノマスクも相談なし

深刻なマスク不足に日本中が悩まされていたことを受け、安倍首相は2020年4月1日、全国すべての世帯に布マスクを2枚ずつ配布すると表明した。配布の遅れやサイズの小ささなどから、「アベノマスク」とやゆされた布マスクだ。安倍首相は、政権中枢に権力や権限を集中させる「官邸主導の政権運営」を進めており、その中で絶大な力を持ってきた官邸官僚が、アベノマスクの配布を発案したとされる。布マスクが届く頃には、徐々にマスク不足が解消され始め、その必要性の是非が議論された。

――「アベノマスク」の配布の話は事前に聞いていましたか。

これについても何も聞いていません。まったく事前相談なしです。

――政府側から「マスクを配ろうと思うが、どのように思うか」と聞いてくれたら良かったとは思いませんか。

テクニカルな側面を十分専門家から聞いて、咀嚼《そしゃく》してから、政治が最終判断をしていただけたら一番良いと思いますね。もちろん、結果的には専門家の意見を採用しなくてもいいのです。ただ、その際は、理由を説明していただくことが求められると思います。

政府と専門家の関係はその時々の状況によって様々でした。多くの場合、政府は私たちの意見や提案を採用してくれました。また、我々の意見の一部だけを採用、あるいはちょっと時間がかかってから採用してくれた場合もありました。さらに今回のように我々の意見をまったく聞かずに政府が決めた場合もありました。こうしたそれぞれのパターンは安倍政権だけでなく、菅義偉政権、岸田文雄政権でもありました。

休校やアベノマスク配布のように、明らかに我々の考え方と違う対策を政府が実行することも時々ありました。当時はアベノマスクの配布より、ＰＣＲ検査体制の拡充に力を入れてくれたら良かったのに、とも思いましたね。

政府が専門家に相談せず決めた背景には、政治家としての責任感というか、この危機に際し、リーダーシップを発揮するという強い思いがあったんだろうと思います。その点については、私は敬意を表したいと思います。政治家は選挙で選ばれたリーダーだから、最終的には、自分たちがリーダーシップを発揮しなくてはいけない、と思われるのは当然ですが、しかしその際、少しでも専門家の意見を聞いた上で最終決断をしていただければよいのではないかと思います。

【官邸官僚】

首相の側近として各省庁から官邸に引き抜かれた官僚のこと。その代表が「首相秘書官」だ。首相の指示により、政府の各部署や与党、各省庁との調整などを行う。首相秘書官には、政権運営や首相の政治活動など政務全般を取り仕切る「政務首相秘書官（1人ほど）」と、財務省や外務省、経産省、警察庁などから将来の事務次官候補と目されるエリートが任命される「事務首相秘書官（6人ほど）」がいる。

政務首相秘書官は通常、首相の国会議員秘書として長年仕えてきた「懐刀」が選ばれ、「首席秘書官」とも呼ばれる。有名なのは、衆議院議員の小泉《こいずみ》純一郎《じゅんいちろう》元首相の議員秘書を務めてきた飯島《いいじま》勲《いさお》氏だ。一方、第2次安倍政権では経産省出身の今井《いまい》尚哉《たかや》氏、岸田政権でも同省出身の嶋田《しまだ》隆《たかし》氏が任命された。

また、官僚トップの官房副長官や国家安全保障局長らも官邸官僚だ。首相秘書官と似た名前の「首相補佐官」は基本的には国会議員がその職に就き、特定の重要政策の企画立案にあたるが、官僚出身者が任命された時には、官邸官僚と呼ばれることもある。

従来、各省庁の官僚や与党の族議員が影響力を行使し、それぞれの権益を重視した政策決定が行われることがあり、国民から批判された。1990年代以降、首相のリーダーシップのもと、官邸主導でトップダウンの指示を出し、政策を実行できるように様々な改革が行われた。この「官邸主導の政治」の頂点に位置したのが第2次安倍政権だ。各省庁の官僚が発言力を弱め、官邸官僚が辣腕を振るった。

コロナ対応に関わる日本政府の政治家と官僚
（敬称略。2023年６月１日現在）

年月日	2020/1/1〜9/16	2020/9/16〜21/10/4	2021/10/4〜
内閣総理大臣	安倍晋三	菅義偉	岸田文雄
官房長官	菅義偉	加藤勝信	松野博一
コロナ担当大臣兼経済再生担当大臣	西村康稔（20/3/6〜21/10/4）		山際大志郎（21/10/4〜22/10/24）→後藤茂之（10/25〜）
厚生労働大臣	加藤勝信	田村憲久	後藤茂之（21/10/4〜22/8/10）→加藤勝信（8/10〜）
厚生労働事務次官	鈴木俊彦（〜20/9/14）	樽見英樹（20/9/14〜21/10/1）	吉田学（21/10/1〜22/6/28）→大島一博（22/6/28〜）
厚労省医務技監	鈴木康裕（〜20/8/7）	福島靖正（20/8/7〜）	
内閣官房新型コロナウイルス等感染症対策推進室長	樽見英樹（20/3/25〜9/14）	吉田学（20/9/14〜21/10/1）	迫井正深（21/10/1〜）
厚労省健康局長	宮嵜雅則（〜20/8/11）	正林督章（20/8/11〜21/9/14）	佐原康之（21/9/14〜）
主な官邸官僚	今井尚哉・首席秘書官、杉田和博・官房副長官、北村滋・国家安全保障局長、和泉洋人・首相補佐官	寺岡光博・首席秘書官、杉田和博・官房副長官、北村滋・国家安全保障局長、和泉洋人・首相補佐官	嶋田隆・首席秘書官、宇波弘貴・首相秘書官、栗生俊一・官房副長官、秋葉剛男・国家安全保障局長、森昌文・首相補佐官

3密の誕生

専門家会議は2020年3月9日、集団感染を引き起こしやすい場所や場面を避ける行動を促すため、「3条件の重なり避けて」と国民に訴えた。「3条件」の発展形である「3密」は20年の新語・流行語大賞を受賞するなど、日本の感染対策を特徴づける言葉となった。国民に行動変容を促した成功例と言える。

――「3密」は、どのようにして考えられたのでしょうか。

東北大学の押谷さんや北海道大学の西浦さんが、クラスターが発生しやすい、感染の連鎖がおきやすい条件について分析しました。その結果、①換気の悪い密閉空間だった、②多くの人が密集していた、③近距離（互いに手を伸ばしたら届く距離）での会話や発声が行われた――という三つの条件が同時に重なった場で、2次感染を起こしやすいことが分かりました。この知見を踏まえて、3月9日に提言を出したのです。

私の知る限りでは、この内容を見て、ある官邸官僚が、①密閉、②密集、③密接という言葉を作りだし、3月半ば頃、首相官邸のツイッターやポスターで、「3つの『密』を避けて外出しましょう」などと呼びかけました。この後、東京都の小池百合子《こいけゆりこ》知事も「NO!! 3密」と書いたフリップボードを掲げて記者会見を行いました。

これをきっかけに、「3密」という言葉が全国に広がりました。この言葉を知らない日本人は少ないと思いますね。私たち専門家も「3密を避けて」というフレーズを使って国民に呼びかけることが多くなりました。日本の「3密」は、その後、世界的には3密を英訳した「3Cs（Closed spaces, Crowded places, Close-contact settings)」として認識されるようになりました。

――この時期、水際対策が不十分で海外から感染者が入国していると専門家会議は懸念していましたね。

政府は3月5日、感染が広がる中国や韓国からの日本人を含む入国者全員に対し、自宅や宿泊先などで2週間待機するよう要請する方針を決めましたが、ヨーロッパや東南アジア、エジプトなどからの帰国者・入国者で感染事例が増えていました。早急に水際対策の強化を政府に進言すべきだと専門家会議のメンバーで意見がまとまり、3月17日、脇田さんの名前で「専門家会議から厚生労働省への要望」という文章を提出しました。「ヨーロッパ諸国、距離的に近い東南アジアから入国する者に対して、2週間の自宅あるいは宿泊施設などで待機して、自分で健康観察を実施することを要請する」との内容です。

ヨーロッパの国々からのすべての入国者に対し、2週間の待機及び国内において公共交通機関を使用しないよう要請する措置が取られたのは3月21日。安倍首相が全世界からの入国者に2週間待機要請したのは4月1日のことでした。WHOのテドロス事務局長が3月13日、記者会見で「欧州はパンデミックの中心になった」と述べましたが、この頃は、中国より欧州の感染被害が甚大でした。住民の外出や移動を制限するロックダウンの動きも広がっている時期でした。

後になって分かったことですが、武漢からのウイルスは国内のクラスター対策などで抑え込むことができました。しかし、ヨーロッパなどからのウイルスが日本に流入して、感染が拡大していました。ヨーロッパに対する水際対策をもう少し早く強化していたら、感染拡大の波を遅らせることができたかもしれません。

第3章

緊急事態宣言発令

「42万人」死亡推測の衝撃

突然爆発的に患者が急増する「オーバーシュート（爆発的患者急増）」が起きて医療崩壊し、救える命も救えない緊急事態が、イタリアやスペインなどヨーロッパを中心に起き始めた。日本でも東京など大都市で患者が急増し、危機感が一気に増した。

政府は2020年4月7日、法律に基づき、緊急事態宣言という「伝家の宝刀」を初めて抜いた。ただし、イタリアやフランスなどの国々が法的強制力で人やモノの流れを遮断した「ロックダウン（都市封鎖）」とは違い、日本の緊急事態宣言は強制力を伴わない要請レベルにとどまった。

「このままだと85万人が重症化して、その半分（42万人）が死亡する恐れがある」。北海道大学の西浦博教授が数理モデルを使って算出した推測に国民は衝撃を受けた。不要不急の外出自粛、飲食店の営業時間短縮や休業などを求められ、死と隣り合わせの恐怖を感じながら厳しい生活に耐えた。

法改正で緊急事態宣言が可能に

感染対策を強化するため、新たに新型コロナウイルスを適用対象に追加する改正新型インフルエンザ等対策特別措置法（特措法）が2020年3月13日に成立した。政府は緊急事態を宣言することが可能となった。

——特措法の改正により、安倍晋三首相が緊急事態を宣言すれば、外出の自粛要請など私権制限を含む強い権限を都道府県知事に与えることができるようになりました。どのように受け止めましたか。

このウイルスの致死率はどのくらいかなど、分からないことがたくさんあり、外国では感染が広がり、オーバーシュートが起きて、多くの患者さんが亡くなっていました。どこの国も、うまく対応できていません。日本はどう対応すればいいのか。単に「この感染症に注意してください」と国民に呼びかけるだけでは、到底、この感染症に太刀打ちできない。我々専門家は、間違いなく、この病気に対しては特別な対応が必要であると思いました。今後もたらされると思われる事態に対して、かなり危機感を持っていました。ですから、コロナが特措法の対象になったことには、違和感がありませんでした。

特措法の第5条は、「基本的人権の尊重」と題して、「国民の自由と権利が尊重されるべきことに鑑み、新型インフルエンザ等対策を実施する場合において、国民の自由と権利に制限が加えられるときであっても、その制限は当該新型インフルエンザ等対策を実施するため必要最小限のものでなければならない」と、私権の制限に関して慎重に対応するよう求めており、その点でも異論はありませんでした。

当時はまだ、治療薬もない、ワクチンもない、ウイルスの正体もよく分からない状況でした。国民に協力してもらい、感染対策を行わないと、多くの命が失われる危険性がありました。この時期は、社会経済の動きをある程度制限し、感染対策を行わないと大変なことになると考えていました。

——改正特措法では、緊急事態宣言は、専門家の意見を踏まえて区域と期間を明示することになっています。該当する区域の都道府県知事は①不要不急の外出を自粛するよう住民に要請、②学校、映画館、運動施設などの使用停止を要請または指示——などができるのですが、要請に強制力はありません。緊急事態宣言の実効性について、どのように感じていましたか。

感染対策という観点だけで言えば、人々に罰則を伴う強制的な対策を押し付ければいいということになりますが、それは、日本の社会や価値観になじまないと思います。日本は全体主義国家ではなく、個人の意思、自由と権利を最大限に尊重する民主主義国家なのですから。これは特措法の考えでもあります。なんでもかんでも法的な裏付けを持って強制するのではなく、ある程度、個人の自由を尊重しながら感染対策を実行するのが日本に合っていると思いました。

しかし、感染急拡大により医療提供体制が危機的な状況に陥ったため、私権制限を伴う緊急事態宣言の発出はやむを得ないと考えました。ワクチンがない時には、「人と人との接触の機会を減らす」ことしか感染レベルを抑えることができないからです。

――具体的には、日本は、どのような感染対策を行う必要があると考えていましたか。

我々が当初から考えていたのは、ゼロコロナを目指すのではなく、できる限り感染者数を減らし、医療の逼迫を防ぎ、国民の命を守るという「作戦」です。そのためには、人と人との接触をできる限り減らすことが、とても重要です。これは感染対策における「バイブル」的な手法です。この効果を明確に示した例が、１９１８年に近代史上最悪のパンデミックを起こした「スペインかぜ」におけるアメリカでの感染対策です。スペインかぜは新型インフルエンザによる感染症で１９２０年頃まで世界で流行し、世界人口の３割ほどが感染し、４０００万人以上が死亡したとも言われます。

最初にこの感染症の患者が確認されたアメリカ東部の都市・フィラデルフィア市では、20万人が参加した第１次世界大戦の戦勝パレードが行われ、それをきっかけに患者や死者の数が急増しました。一方、中西部に位置するセントルイス市は、ほとんどの集会を禁止し、劇場や学校、酒場などを閉鎖するなど、人と人との接触の機会を減らす対策を迅速に実行しました。その結果、人口10万人あたりの死亡者数を比べると、セントルイス市は、フィラデルフィア市の半分以下だったと言われます。

先ほど申しましたように、治療薬もワクチンもない時には、「人と人との接触の機会を減らす」ことこそが古典的ながら、唯一、効果が期待できる感染対策なのです。

小池知事「ロックダウン」発言

――東京都の小池百合子知事が2020年3月23日、記者会見で、「ロックダウン（都市封鎖）などの強力な措置を取らざるを得ない可能性もある」と発言して、波紋を呼びました。この発言をどのように受け止めましたか。

ヨーロッパなどでは、数週間の間、都市を封鎖したり、強制的に外出を禁止したりする、いわゆる「ロックダウン」と呼ばれる強硬な対策を取らざるを得なくなっていました。しかし、日本の緊急事態宣言は、それとは違い、強制力がないのは、既に述べたとおりです。

確かに、小池知事のロックダウン発言に対して政府は困惑したと思います。この発言により、春休み中の東京の学生らが「外出できなくなる」と故郷に帰るなどして、感染を広げるのではないかと心配していました。政府は、ロックダウンとの混同を解消し、誤解を解くために時間がかかってしまいました。

私としては、小池発言はロックダウンとの混同を生んだのは確かだと思いますが、一方、小池知事の発言により、現状の危機感の理解が進んだという効果もあったと思います。緊急事態宣言を出すことの意味を、政府がしっかり国民に伝えてもらわないといけないと、専門家の間で議論しました。

緊急事態宣言「前夜」

安倍首相と国際オリンピック委員会（ＩＯＣ）のトーマス・バッハ会長が２０２０年３月24日、電話会談を行い、この年の夏に開催予定だった東京五輪・パラリンピックを１年程度延期することに合意した。ＩＯＣも臨時理事会で延期を承認した。26日には特措法に基づく政府の対策本部の初会合が開催され、安倍首相は基本的対処方針をまとめるよう指示した。初めての緊急事態宣言の発出に向けて動き出した。

――タレントの志村けんさんが20年３月29日、コロナによる肺炎で亡くなられ、このウイルスに対する恐怖心が高まりました。国民は、もうすぐ、緊急事態宣言が発令されるのではないか、と思い始めました。

ドイツなどの例を見ると、感染者が急激に増え始めると医療が逼迫し、適切な医療が受けられなくなっていましたから、日本も、しっかり対策を取らないと危ないぞ、と思っていました。

日本はコロナ禍では、ずっとそうだったのですが、感染が急速に拡大すると、医療の逼迫がすぐに起きてしまうんです。世界で最も高齢化が進む日本の医療体制は、リハビリや、生活習慣病など長期の治療が必要となる慢性期の病気の治療などが中心で、感染症など急性期の病気を診る病床が減りつつあります。また、病床あたりの医師や看護師の数が世界の先進国に比べると少ないという特徴もあります。そのため、すぐに感染症の患者の受け入れが困難となってしまうのです。

この時点で既に、医療の逼迫が起きそうな状況でした。このウイルスについて分からないことが多いし、治療薬もワクチンもありません。ともかく、これは1回、感染者数の増加を抑えないと大変なことになる。西村大臣とは毎日のように話し合いをしていましたが、緊急事態宣言が発令されることは不可避だと思いました。

また、我々はアドバイザリーボードの専門家や行政担当者、またそれ以外にも地方の状況をよく知っている東京感染症対策センター（東京iCDC）所長で東北医科薬科大学医学部特任教授の賀《か》来満夫《くみつお》先生、神奈川県医療危機対策統括官で藤沢市民病院副院長の阿南英明《あなんひであき》先生、大阪府健康医療部長の藤井睦子《ふじいむつこ》さん（現大阪教育大学副学長）、沖縄県政策参与で県立中部病院感染症内科副部長の高山義浩《たかやまよしひろ》先生らと時々、意見を交換し、同じ危機感を共有していました。

最低7割、極力8割

――初めての事態に専門家として何をしたら良いと思いましたか。

私たち専門家にとっても初めての経験でしたから、実のところ、どの程度強い対策を行うべきか必ずしも分かっていませんでした。ただ、ウイルスは、人から人に感染するのだから、人と人との接触を抑えなきゃいけないというのは分かる。だけど、どのぐらい抑えればいいか分からない。

そうした中、北海道大学の西浦さんが数理モデルを使って接触の削減目標を算出してくれました。その結果、接触を8割減らすことができれば、1か月後には目に見える効果が期待できるが、7割など減らし方が不十分だと、効果が出るまでに長い期間がかかってしまうということでした。そうなると、緊急事態宣言を長く出し続けないといけなくなります。

——西浦さんは「8割おじさん」と呼ばれていましたね。西浦さんがまとめたデータは衝撃的でした。

私たちは、国民に何らかの行動制限の指標を示さないといけないと思いましたが、根拠となるものは、西浦さんが示したデータしかありません。しかも、私たち専門家が直感で妥当だと思っていた削減割合と、そんなに離れていませんでした。

私は2020年4月6日、西村大臣と一緒に首相官邸に行き、安倍首相と会いました。「緊急事態宣言を出さざるを得ないと思います」と進言した上で、「人と人との接触を8割削減しないと、短期間で感染を収束させることができないと思います」と伝えました。それに対して、安倍首相は「8割はちょっときつい。どうにかならないか」と言われました。

安倍首相としては、8割という数字だけを国民に示すと、「行動の自由が奪われてしまう」と否定的な反応を見せるのではないか、と直感的に心配されたのではないでしょうか。私としてはその首相の懸念は理解できました。しかし、何としても何らかの数値目標は示さないといけないと思っていたので、西浦さんとも相談して、首相の考えと我々の考えで折り合いのつきそうな「最低7割、極力8割」という表現に落ち着きました。

初の宣言発令

安倍首相は2020年4月7日、感染者急増を受けて、東京都など7都府県を対象に緊急事態宣言を発令した。期間は同日から5月6日までの1か月間。改正新型インフルエンザ等対策特別措置法に基づく緊急事態宣言の発令は初めてのこと。宣言に先立ち、首相は専門家でつくる「基本的対処方針等諮問委員会」に対象区域が緊急事態に当たるかどうかを諮問し、了承を得た。この日は新たに356人の感染者が判明し、クルーズ船を除く国内で確認された感染者数は計4453人となった。一方、東京都の感染者数は80人で、2日連続で1日あたりの感染者数が100人を切った。

——尾身さんは、基本的対処方針等諮問委員会（のちの基本的対処方針分科会）の会長も務められていますね。この組織は、どのような役割があるのですか。

首相が本部長を務める政府の新型コロナウイルス感染症対策本部は、特別措置法に基づき、ウイルスの発生状況、政府の全般的な方針や対策など、非常に重要な事項を盛り込んだ「基本的対処方針」を策定します。策定にあたっては、あらかじめ感染症に関する専門家の意見を聞くことになっています。その役割を担うのが、基本的対処方針等諮問委員会です。緊急事態宣言を出したり、書かれている内容を変更したりする時にも、この委員会が開かれます。

ただし、この諮問委員会は政府からの提案についてしっかり議論することなく、ややもすると形式的に委員会を開催して政府案を了承する場になりそうな感じがありました。緊急に開催されることが多く、あまり議論する時間がないためです。特措法には、「基本的対処方針を定めたときは、直ちに、これを公示してその周知を図らなければならない」と書かれてあります。委員会で審議された後、すぐに感染症対策本部が開かれ、首相が内容を公表するのが通例です。そのような段取りが既に組まれていますから、審議に時間がかけられないという事情が政府にはあったのかもしれません。

しかし、後に詳しく述べますが、21年5月14日の会議では、この形式的な傾向に対して専門家は「NO」の意思を表明し、政府案を了承しませんでした。政府案は、北海道など3道県について国が緊急事態宣言一歩手前の「まん延防止等重点措置」を適用したいということでした。それら3道県は既に、感染状況が最も深刻な「ステージ4」に達し、さらに感染が拡大するリスクが高いと専門家は判断していましたので、緊急事態宣言の対象とすべきだという意見を出しました。結局、政府は急きょ原案をその場で撤回し、我々の考えを採用してくれました。

——20年4月7日は、安倍首相が首相官邸で記者会見する際、尾身さんも同席しましたね。

官邸から当日、「首相が記者会見を行うので、一緒に出てくれませんか」と頼まれました。予期していなかったことでしたので驚きましたが、了解しました。首相はコロナ対策だけをやっているわけではないので、細かな疫学情報をフォローしていません。こうしたコロナに関するテクニカルなことを記者に聞かれた時に答える役目として呼ばれたのだと理解しました。

私は国が設置した会議のメンバーになっているわけです。一国の首相から「あなた出てくれ」と言われて断る選択肢はありません。その日は、対策本部、諮問委員会、そして首相の記者会見と忙しかったので、いろいろ、深く考える時間もありませんでした。その後、菅首相の記者会見にも同席するようになりました。

一国の首相と並んで記者会見する様子がテレビや新聞で報道されることで、国民から「尾身さんたち専門家がコロナ対策を決めている」と見られるようになったようです。決してそんなことはないのですが。記者会見で、私に対し、どのような質問が来るのかまったく分からないような状況だったこともあり、首相の記者会見に同席し、隣で質問に答えるという映像が社会にどのように映るのか、考えている余裕もありませんでした。

人影がなくなった

「東京や大阪など都市部を中心に感染者が急増しており、病床数は明らかに限界に近づいている。もはや時間の猶予はないとの結論に至った」——。

安倍首相は2020年4月7日の記者会見で危機感を露にした。「人と人との接触を最低7割、極力8割削減」すれば、緊急事態を1か月で脱出できると訴えた。その上で、不要不急の外出の自粛、テレワークの活用による出勤者削減なども求めた。

――緊急事態宣言が出された時の感染状況は、どのようなものでしたか。

緊急事態宣言発令を了承した基本的対処方針等諮問委員会では、東京など都市部を中心に感染者の急増に歯止めがかからず、医療崩壊を招く懸念があると我々は判断していました。既に都市部では、感染者の行動履歴をさかのぼって感染源を特定し、感染源をつぶす後ろ向きの積極的疫学調査ができなくなっているだけでなく、積極的疫学調査を担う保健所が、あまりにも業務が多くなってパンク状態になり、感染者からの聞き取り作業を行う時間が取れなくなったのです。

今回は7都府県が対象ですが、ほかの地域でも感染拡大が起こる恐れがあると我々は考えていました。

感染経路が不明な感染者が増えており、国民にはあらためて、①「密閉」「密集」「密接」の3密を回避する、②人との接触をできるだけ8割減らす、③人と接触する外出は1日1回にする――などを求めました。

――特措法では、緊急事態宣言の発出などは国の権限とされますが、休業要請などの緊急事態措置については都道府県の権限とされ、政府は総合調整の権限を持つにとどまります。休業要請の対象に関して、国と東京都の考え方の違いが浮き彫りになりましたね。

都は当初、百貨店や理美容業など幅広い業種に休業や営業時間の短縮を求める予定でしたが、政府は、基本的対処方針に「事業の継続が求められる事業者」として百貨店やホームセンター、理美容業などがあげられていることから、事業継続を求めました。

休業要請に関しては、できるだけ、人と人との接触を減らし、不要不急の外出を控えてもらうために重要でした。休業要請の対象については、やはり、地域の実情を知っている都道府県の考えを尊重すべきだと思います。協力金の支給については、政治的な判断なので、我々専門家が口を出すことではないと思います。

【休業要請を巡る足並みの乱れ】

「権限は社長かなと思っていたら天の声がいろいろ聞こえ、中間管理職になったような感じだ」。天の声とは政府のことだ。東京都の小池百合子知事は2020年4月10日の記者会見で、そう皮肉った。緊急事態宣言に伴う休業要請の範囲を決めるにあたり、政府が都に注文をつけたからだ。

緊急事態宣言の発令前の4月6日、小池知事は発令時における都の対処方針の概要を明らかにした。食料品店や公共交通機関は営業を続けると強調しつつ、映画館やスポーツクラブ、ライブハウスから理髪店、カラオケ店まで、幅広い業種に休業や営業時間の短縮を求める方針だった。これに対して西村康稔経済再生相は8日、「日常生活を維持する上で開いておかなければいけない事業もある」と述べ、基本的対処方針では、「事業継続を要請する」対象として、理美容とホームセンターを例示した。急激な感染拡大に対してスピード感を持って対応したい都と、社会経済への影響を懸念する政府の間で考え方に開きがあった。

国と都の調整は難航したが、休業要請の対象は、バー、カラオケボックス、パチンコ店、映画館、スポーツクラブなどのほか、生活必需品以外を扱う商業施設に決まった。床面積が1000平方メートル以下の学習塾や商業施設などについても、都が独自に協力を求めることになった。一方、ホームセンターや百貨店の生活必需品売り場、コンビニ店や理美容業などは業務を続けてもらうことになった。飲食店は、営業時間は午前5時～午後8時とし、酒類の提供は午後7時までにするよう要請することになった。

その後、東京都以外の6府県も歩調を合わせて休業要請を行った。休業や営業時間の短縮に応じた飲食店などに「協力金」を支払うかについては、自治体は頭を悩ませることになった。財政的に余裕がある東京都がいち早く独自の協力金を出すと表明したが、他の6府県は国の交付金を活用した支援策などを検討し、金額などで差が出ることになった。

テレワークなどが普及

――2020年4月16日に緊急事態宣言を全国に拡大しました。結局、政府の感染対策は功を奏してなかったということだったのでしょうか。

発症後に検査を受けてから、陽性が確定して報告があがってくるまでに約2週間かかりました。当時は、検査のキャパシティがそれほど大きくなく、検査が実際に行われるまでに時間がかかっていたのです。報告された感染者数は約2週間前の状況を見ているのです。つまり、緊急事態宣言などの対策が行われた効果は、その2週間後に表れます。緊急事態宣言が出された7都府県以外でも感染者数が増加していました。東京都を含む都市部との間での人の移動に伴った集団感染の発生などが原因と見られます。感染拡大を抑制するためには全都道府県が足並みを揃える必要があることから、緊急事態宣言の対象が全国に拡大されました。

4月7日の緊急事態宣言発出後、多くの国民の方が求められる行動変容に協力してくださいました。しかし、データからは、人と人との接触の8割削減という目標が達成されているとは言えませんでした。そこで専門家会議は4月22日、「人との接触を8割減らす、10のポイント」を公表しました。①ビデオ通話でオンライン帰省、②スーパーは1人または少人数で、すいている時間に、③仕事は在宅勤務——などです。国民の皆様には、本当にご協力いただきました。

ただし、国には医療機関の役割分担の促進、PCR検査の実施体制の強化などについて、さらなるリーダーシップを発揮するよう求めました。

【緊急事態宣言下の生活】

世界で最も人通りの多い横断歩道と言われ、観光名所としても知られる東京・渋谷のスクランブル交差点が人影まばらとなった。銀座も多くの百貨店が休業したために閑散とした。国や都道府県は不要不急の外出を控えるように求め、要請に法的拘束力はないものの、多くの国民は未知のウイルスに対する恐怖心から、自らすすんで自宅にこもった。

冷凍食品やトイレットペーパーなどの買い占めも行われ、一部の地域では品不足になった。日常生活で不可欠な生鮮食料品を売るスーパーでは、店内への入場制限を行い、店員が入店する客一人ひとりの手に消毒液のスプレーを吹きかけた。

ステイホームによる「巣ごもり需要」の恩恵を受けたのが、宅配業者、ウーバーイーツなどのオンラインフード注文・配達業者、ネットスーパーなどだ。彼らのおかげで、外出することなく、食料品などを確保できた。

一方、ウイルスへの不安、自粛を求められるストレスが、他人への攻撃を生んだ。宅配ドライバーらが「コロナを運ぶな」と心ない暴言をぶつけられた。病院に勤務する医者や看護師から、「子どもが学校でいじめられた」「保育所や学校内で子どもが隔離された」などと、差別や偏見の被害を訴える声が相次いだ。マスクをしていない人や、営業自粛に応じない飲食店に対して、誤った独善的な正義感から、罵声を浴びせたり、SNSで恫喝《どうかつ》したりする「自粛警察」が横行した。

都心から地方へ一時的に移住する「コロナ疎開」も注目された。テレワークやオンライン会議を導入する企業が増え、通勤電車の混雑が激減するなど、コロナにより日常生活が一変した。

「42万人」死亡推計の衝撃

「対策をまったく取らなければ、国内で約85万人が重症化し、その半分（42万人）が死亡する恐れがある」――。厚労省クラスター対策班のメンバーでもある北海道大学の西浦博教授が数理モデルを用いた推計結果を２０２０年４月15日に発表し、大きな波紋を広げた。その時点での科学的評価を示したことに肯定的な意見がある反面、結局、それほどの死亡者が出なかったことを踏まえて「予想が外れた」「科学に対する信頼を失わせた」などの否定的な意見も聞かれた。

――西浦さんの推計はショッキングでした。こうした情報を示して、政府の政策転換と国民の行動変容を迫る手法を、どのように感じますか。

西浦さんは、新型インフルエンザが09年に襲来した時にも、同様の推計を出していたことを私は知っています。彼はずっとやっているわけです。彼が果たしてきた貢献は大きいと思います。

今回の推計は、専門家会議の見解などではなく、彼個人の責任で発表しました。一つの材料、考える材料として、学者である彼は、分かったことを国民に伝えるのは務めじゃないかと思ったのだと思う。だけど、国としては、やはり、国のお墨つきを与えて発表してもらっては困る。西浦さんによると、公表前日に厚労省幹部から電話がかかってきて「専門家個人として会見するんですね」と聞かれ、「そうです」と答えたそうです。

このウイルスは、非常にやっかいな、手ごわい相手ですよ。正確に予測するのは相当に困難です。日本の場合、そんなに詳細なデータがあるわけじゃなくて、クラスター対策班も、マスコミの情報なども頼りにせざるを得ないようなところがあったわけです。人がどのように行動変容するか分からない。ウイルスがどう変化するか分からない。いろんな不確定要素がある中での推計です。これまで日本の感染対策で西浦さんみたいなことをした学者はいないんです。

今回の西浦さんの42万人の話は、「対策をまったく講じなかった場合の最悪の被害想定」です。このことは、西浦さんは明確に言っていたと思います。それが国民やマスコミに伝わらず、「42万人死亡」だけが独り歩きしてしまいました。

私なんかも、マスコミの前で話す際、「これはもうちょっと言葉を足したほうがよかったな」と思うことがありました。西浦さん自身も、後で、これは何も対策を行わなかったという条件における仮定の話だということを、もっと明確に強調すればよかったと言っていました。

ところで、西浦さんは発表の際、何もしなかった場合だけでなく、対策をとった場合にはどのくらい死亡者数が減るなどについても数値を示していましたが、これについてはあまり報道されず、一般には知られなかったようです。

この推計を聞いてみんなが驚き、その結果、ネガティブな意見が聞かれましたが、何度も言うように、日本の感染症対策において、このように数理モデルが本格的に導入されたのは、今回が初めてです。その意義は、今後の感染症対策を考える意味でも大きいと思いますよ。

「#ねえねえ尾身さん」

——専門的な内容を国民に理解してもらうのは、なかなか大変ですね。

専門家と国民が科学的な問題について対話し、理解を深める「科学コミュニケーション」の大切さを、コロナ禍では何度も痛感しました。そこで専門家会議や厚労省のクラスター対策班などの関係者で「コロナ専門家有志の会」を作り、2020年4月5日からツイッターで情報発信を始めました。

私は、医師の地域偏在や待機児童問題など日本が抱える問題を市民目線で解決策を探る認定NPO法人「全世代」の代表理事も務めており、コロナ禍前は、週末になると若い人たちと一緒に話し合ってきました。その時に知り合った若い人たちが手伝ってくれ、有志の会が立ち上がりました。

——インスタグラム「#ねえねえ尾身さん」も21年8月に始めました。真っ白なTシャツを尾身さんが着て、インスタライブも行いましたね。

いや、少し気恥ずかしいですね。若い人たちは最近、新聞は読まない。我々の記者会見もほとんど見ない。彼らが主に見ているのはインターネットの記事です。このため、私たちの思いは、彼らに届かず、お互いの距離が開いていく感じがしました。だから、若い人たちと対話することで、互いに共感し、理解を深めることが大切だと思いました。

私は、インスタグラムをやったことがなかったのですが、コロナ専門家有志の会の中にインスタグラムをやっていた人がいました。インスタグラムを通して、お互いの人間の素が出るような対話をするといいんじゃないのかと、話が盛り上がりました。私自身、なかなか時間が取れなかったのですが、周りの人たちがサポートしてくれました。インスタライブでは、「コロナはいつ収束しますか」「ワクチンを打った方がいいですか」「ワクチンを打てない人はどうすればいいですか」など、インスタに届いた質問に答えました。

アビガンを巡る混乱

日本の製薬会社が製造した新型インフルエンザ治療薬「アビガン（一般名ファビピラビル）」がコロナにも効果があるのではないかと注目された。安倍首相は2020年4月7日、緊急事態宣言後に表明した緊急経済対策に「アビガン200万人分備蓄に向けた増産支援」を盛り込んだ。5月4日には新型コロナウイルスの治療薬として5月中の薬事承認を目指す考えを表明した。これに対して厚労省は「動物実験で胎児に奇形が生じるという副作用が報告されている。効果もはっきりしない」と慎重姿勢を崩さなかった。

安倍首相は、自身の死後に刊行された『安倍晋三 回顧録』（安倍晋三著、2023年2月、中央公論新社）のなかで、「厚労省の局長は『アビガンを承認します』と話していました。しかしその後、薬務課長が反対し、覆ったのです。後日、『難しくなりました』と言われました。厚労省は、私の考え方が甘い、という感じでした。でも、それほど危険だったら、インフルエンザの薬としてなぜ承認したのか。危険ならば、新型コロナの臨床研究でも使うはずがないでしょう」と不満をぶつけていた。

――アビガンを患者に投与する臨床研究は、①企業がコロナ治療薬として国の承認を受けるために行う治験、②藤田医科大学などが有効性を確かめる特定臨床研究、③医療機関内の審査が通れば、医師の判断で投与できる「観察研究」――の三つが行われていました。この中の「観察研究」は有効性を厳密に評価するものではなく、どのような結果が出ても、薬の承認につながるわけではありません。効果が明らかではないのに、政治が国民の期待をあおった結果、5万人以上が投与を受けました。政治が科学をねじ曲げたとの批判もありますが、どのように受け止めていますか。

専門家会議や分科会でアビガンについて真正面から議論したことはありません。

ただ個人的にはこんなふうに考えます。コロナ禍は平時じゃないわけですよね。医療が逼迫して、人々が不安になっている。期待できる治療薬の情報がもたらされた。まだ有効性に関する十分なエビデンスがないのだけれど、可能性はある。妊婦さんなど副作用の影響を受ける可能性がある方々は絶対に服用できませんが、それらを理解した上で投与を受けたいという人がいたならば、研究という枠組みで投与を受けるという考えは、確かにあると思います。症例を集めて、さらに研究に生かすこともできます。ただし、アビガンについては、本当に有効性があるのかどうか分からない段階でした。私個人としては、やはり、科学の知見の尊重と人々のニーズに応えることとの微妙なバランスが緊急時には大切だと思います。

――アビガンの治験は継続審議とされ、追加治験の参加者を募集していましたが、目標数に達せず、治験は22年3月末で終了しました。薬の有効性の検証が困難になったと判断されました。首相としては薬への期待を語りすぎたように思いますが、どう感じますか。

パンデミックなど緊急時において、治療薬については、副作用がなく多少とも効果がある蓋然性がある、完璧ではないけども効果がかなりありそうな可能性があれば使うべきだという意見もあります。しかし同時に、科学的知見も重要になる。その最終判断には、やはり、関係者の丁寧な分かりやすい説明が求められると思います。

新しい生活様式

安倍首相は2020年5月4日、全都道府県を対象とした新型コロナウイルスの感染拡大に伴う緊急事態宣言を31日まで延長すると表明した。専門家会議は5月4日、感染対策の長期化を見据えて、国民が実践すべき「新しい生活様式」を提言した。手洗い、せきエチケット、3密回避などの基本的生活様式のほか、「買い物は通販を利用」「筋トレやヨガは十分に人との間隔を取るか、自宅で動画を」「食事中は料理に集中し、おしゃべりは控えめに」など細かく例示した。この日、国内では新たに178人の感染が確認され、クルーズ船を除く累計感染者は1万5255人となった。宣言が出された4月7日に判明した感染者数は356人、宣言が全国に拡大された同月16日の感染者数は577人なので、増加ペースは鈍化していた。

――新しい生活様式に対して、「我々の生活の仕方にまで専門家が口を出すのか」というような、国民からの反発も若干ありました。内容が決まるまで相当に議論されたのでしょうか。

欧米では、「ニューノーマル（新しい常態）」という言葉が使われ始めていました。コロナの感染拡大は社会全体に大きな影響を及ぼし、経済だけでなくて青年たちのかけがえのない青春にも大きな影響を与えました。おそらく、パンデミック前の状態には完全には戻らないでしょう。生活様式や働き方などは新しい常識のもとで行われることになると思います。その状況が「ニューノーマル」です。日本でも作る必要があるということになり、厚労省と一緒に考えました。

このウイルスはゼロにはできない病気だと分かってきました。一方、どのような場面で感染しやすいか、または、他人にうつしやすいかが徐々に分かってきました。したがって、どのような生活様式が感染リスクを下げるのか、についても知見が蓄積されてきました。分かってきたことについて政府を通じて一般の人に知らせるのは我々専門家の責任だと思いました。そのため、「人との接触を8割減らす、10のポイント」を4月22日に提言しました。それも踏まえて「新しい生活様式」を示しました。

ところが、既に述べたようにマスコミなどの要請で、記者会見で専門家の見解などをその都度発表してきたので、すべて専門家が決めているのではないか、なぜ専門家が我々の生活にまで口を出すのかという反発も受けました。これはなかなかのジレンマです。次回のパンデミックに備えては、専門家は提言内容などを社会に説明するが、対策の最終判断についてのリスクコミュニケーションは政府の役割であると整理しておく必要があると思います。

国民との約束

緊急事態宣言は２０２０年５月25日に約１か月半ぶりに全面的に解除された。この日、新たに確認された全国の感染者は21人で、前日より21人減った。解除後の外出や店舗営業、イベント開催について約３週間ごとに段階的に再開する方針も打ち出した。安倍首相は「強制的な外出規制などを実施せず、わずか１か月半で流行をほぼ収束させることができた。まさに日本モデルの力を示した」と強調し、国民の協力に謝意を示した。

——感染者数が落ち着いてきて、緊急事態宣言の解除を求める声が大きくなってきました。解除に向けて、どのような議論があったのでしょうか。

そもそも、なぜ、緊急事態宣言を出さなくてはならなかったのか。それは、感染者が増えて医療が逼迫し、もうクラスターが追えなくなったからなんです。これは、安倍首相の隣で私が記者会見で言ったことだから、よく覚えています。理屈から言って、感染者が減って医療の逼迫が軽減され、なおかつクラスター対策が再開できるようになれば、緊急事態宣言を解除するのは当然だと、もともと私は考えていました。

しかし、専門家の中でもいろんな意見があって、これはかなり激論したのをよく覚えています。感染は長丁場になるという認識があったので、緊急事態宣言は出し続けて、感染者数をできるだけ低い水準まで下げるべきではないか、との意見がありました。緊急事態宣言を月単位ではなく、年単位で出し続け、都道府県知事が地域の事情に合わせて対策を取ってもらうことをイメージしている専門家もいました。せっかく出した緊急事態宣言なのだから、しっかり、感染を抑えたいという気持ちは、医療の専門家としては理解できます。専門家でもみんな意見が違う。それぞれの見方はそれなりに理屈や根拠があるし、傾聴に値します。

でも、私は、先ほど述べたように医療の逼迫が解けて、クラスター対策ができるようになってきたのだから、緊急事態宣言は解除すべきだと思いました。緊急事態宣言というのは、人々の行動を法律の下で制限するのですから、できるだけ最小限にとどめるべきだと思いました。緊急事態宣言の下、みんな、苦労をしているわけです。仕事ができなくなった人もいる。そんなに長く、緊急事態宣言を出し続けることはできない。しかも、このウィルスはゼロにはできない病気だと分かっているので、ゼロにこだわると、ずっと解除できなくなる。

そのような思いから、もう少し緊急事態宣言を長く続けるべきだとの意見を述べている人たちと激論になったのです。もちろんそうした意見も理解できましたが、私はここは譲るべきではないと思いました。このため、私は声の調子を強め、「何を考えてるのか」と言ったことを今でも覚えています。

――この時点の感染状況などに合った解除基準はあったのでしょうか。

ありませんでした。政府としても、何か解除の目安が欲しいという感じは、私には十分に分かっていました。また、私自身も解除を恣意的に行うのではなく、幅はあるにしても何か示さないと国民も社会も納得しないだろうなと思っていました。

このため私は、毎日疫学データを見ている専門家に対し、「どのくらいの感染レベルになればクラスター対策を開始できるか」と質問しました。しかし、実のところ、万人が納得できる解除基準をつくるのは至難のわざです。その専門家は科学者として非常に誠実な人なので、「そのような問いには答えられません」とやや困惑した表情で答えた。私は「そうは言っても、大体でいいから言ってくれないか」と、無理を承知で詰め寄らざるを得なかった。本人には気のどくな思いをさせたことは分かっていたが、出てきた数字が、「人口10万人あたり累積の新規感染者数が0・5人」でした。

政府は5月14日、専門家会議の提言などを受けて基本的対処方針を改定し、緊急事態宣言を解除する際の基準を示しました。①感染状況、②医療提供体制、③PCR検査などの監視体制——などを踏まえて判断するとし、「直近1週間の累積報告数が10万人あたり0・5人程度以下」という数値の目安も示しました。10万人あたり1人以下であれば、総合的に判断することになりました。

政府は同日、39県で解除することを決めました。4月7日の発令以来、初めての解除でした。21日は大阪、兵庫、京都の3府県が、25日は首都圏の1都3県（東京、神奈川、千葉、埼玉）と北海道が解除され、全面解除となりました。東京都では17〜23日の1週間で、10万人あたり感染者数は0・29人となり、解除の目安をクリアしました。

宣言に効果はあったのか

——緊急事態宣言は本当に効果があったのでしょうか。宣言を発令する前から感染者が減少傾向にあったのではないか、などの指摘があります。

統計的に証明するのは、なかなか難しい側面があります。緊急事態宣言だけの効果を見たいけど、ウイルスの感染力、温度や湿度などの環境なども影響するので、証明しにくいです。ただ、人出がかなり減りましたよね。だから、これは絶対いずれ効果は出ると思っていました。

東京大学大学院経済学研究科教授の渡辺努《わたなべつとむ》先生（マクロ経済学）らが緊急事態宣言の効果などを調べた研究は、とても興味深いものがありました。

「１人の感染者が平均して何人に感染させるか」を示す指標である実効再生産数は緊急事態宣言を出す前から、ちょっと落ちていました。それを指摘して、「緊急事態宣言を出さなくても感染は落ち着いていたのではないか」という人もいるのですが、情報が人々の行動変容を促した、いわゆる「情報効果」が大きく影響したと渡辺先生は分析しています。

当時、感染者が急激に増え、医療が逼迫しそうだとテレビや新聞が報道していました。この情報を知った一般市民が、感染しないように外出を控えたりするなどの行動を取ったのは間違いありません。その結果、実効再生産数は下がり始めたのだと思います。

一方、政府からの要請を受けて国民が外出を抑制するという「介入効果」が緊急事態宣言発出によって働きました。

２０２０年5月29日の第15回専門家会議後の記者会見で西浦さんが分析結果を示しました。それによると、東京の実効再生産数は、小池知事が不要不急の外出を自粛するよう要請した3月25日より前は１・７３ほどあったが、外出自粛要請によって０・８２に下がっており、緊急事態宣言を発出することによりさらに０・５９まで下がりました。つまり、情報効果もあったし、介入効果もそれぞれ一定程度あったということだと思います。

また、渡辺先生の研究では、高齢者は「情報効果」により、緊急事態宣言前から外出を控えていました。これは、高齢者が感染すると重症化する危険性があるなどの情報を得て、自ら判断したのでしょう。一方、若い人たちは緊急事態宣言が発令されてから外出を自粛していました。これは、緊急事態宣言の「介入効果」があったことを示しています。また、男性の方が、女性と比べて外出する割合が高かったことが分かりました。仕事などで外出せざるを得ないことが多かったのかもしれません。

【スマホの位置情報で人の流れを推定】

全国各地に設置されたNTTドコモの基地局は、いつでもどこでも電話やメールの着信ができるように、エリア内にあるスマホの位置情報を周期的に把握している。この仕組みを利用した「モバイル空間統計」により、特定エリアの人口や人の流れを推定することができる。個人情報保護に配慮しつつ、性別、年代、居住エリアごとに人口を分析することが可能だ。

NTTドコモだけでなく、ほかの携帯電話会社も同様のシステムを稼働しており、そこから得られたデータは官公庁、自治体、研究機関、民間企業に提供され、使われている。

コロナ禍では、北海道札幌市・すすきの、東京都の新宿・歌舞伎町など全国の繁華街での人口が増えているか、減っているかなどを分析し、緊急事態宣言の効果の検証に加え、今後、どのような対策を実行すればよいのかを検討する上での重要なデータとなっている。

第4章

専門家会議の「廃止」

政府に向かうべき批判が専門家に

国民から首相や政府より信頼されていた新型コロナウイルス感染症対策専門家会議（専門家会議）や尾身茂氏に逆風が吹き始めた。２０２０年春のこと。外出自粛や飲食店の休業などを求められ、窮屈な生活を強いられた国民の不満は本来、コロナ対策に責任を持つ政府に向かうべきなのに、専門家にぶつけられるようになった。国民の目には、尾身氏らがコロナ対策を決めているように映っていた。

日本が政治と科学・専門家の正しいあり方について論理的に突き詰めて考えてこなかったことが問題の背景にある。専門家会議は発展的に解消し、20年7月、尾身氏が会長に就任した新型コロナウイルス感染症対策分科会（分科会）に生まれ変わった。

専門家が批判の矢面に

――緊急事態宣言発令までは、多くの国民が尾身さんや専門家会議の声に耳を澄ませていたのですが、解除後から批判の声が上がり始めました。どのように受け止めていますか。

我々専門家の役割は提言することで、政策の最終決定は政府が行います。そして実際に、そのようにしてきました。しかし、専門家がすべてを決めているような印象を与え、国民から批判されることになりました。

その背景には、①私が総理の記者会見に同席したこと、②我々専門家が2月24日、初めての公式な提言を発表した数時間後、マスコミの要請を受けて記者会見を開き、提言内容を説明したことが先例となって、その後、専門家会議が開かれるたびに記者会見を開催することが定例化したこと

――などがあると思います。

コロナ禍当初は、確かに、我々の声が国民や政府に届いていたという手応えがありました。コロナはまだ、どんな病気か分からないし、感染症を理解するには、かなり専門的・技術的な知識が必要とされるので、社会全体が専門家の言うことを聞いてみようという気持ちになっていたのではないかと思います。国民も政府も危機感を共有していました。だから、我々専門家の意見をあまり批判なく聞いてくれたのだと思います。

ところが、だんだんと、この病気のことが分かってくると、国民もそれぞれ、自分の意見を持てるようになりました。行動制限を求められることについて、「我々がつらい思いをしているのは、尾身さんたちのせいだ」「本当に、こんな厳しい自粛をする必要があるのか」「専門家会議は感染症対策のことばかり考えている。社会経済への影響を考えていない」などという批判も聞かれるようになりました。

そのように思う人はいるだろうな、と私自身は思いました。新型コロナウイルスの「全体像」は、様々な立場から見ると、様々な見え方をすると思います。我々専門家も経済の重要性は認識していましたが、当時は、医療の逼迫をなんとか抑えるために、人々の接触の機会をなるべく抑え、感染レベルを一定程度下げなければいけない、という視点で見ていました。しかし、一般の国民からすると、「行動制限を強いられている」「我慢させられている」と受け止めますよね。しかも、未知のウイルスと対峙して、何が何だか分からない状況の中、多くの人々の気持ちのベースに「不安」や「不満」があったのは当然、私たちもよく分かります。そうした気持ちが我々専門家に向けられたのだと感じています。

政治の嵐の中に

――2020年からのコロナ禍において、尾身さんは国会に参考人として呼ばれることが多かったですね。

私は独立行政法人・地域医療機能推進機構（ＪＣＨＯ：ジェイコー）が設立された14年4月以来、理事長を務めてきました。独法というのは国立ではないけれども、民間病院と違い、公的性格が強い組織です。したがって、頻繁に国会に呼ばれることになりました。

ちなみに、日によって違いますが、ジェイコーの仕事は午前中から午後1、2時まで。その後は、コロナ対応の仕事で霞が関に行きました。内閣府の食堂で食事を食べることが多く、店の人とは顔見知りになりました。私が、カレーライスが好きなことを知っていて、頼まなくてもカレーライスを出していただき、しかも、ルーを多め、ご飯を少なめにしてくれました。

国家の最高意思決定機関である国会から出席を求められれば、私には断るという選択肢はありませんでした。分科会の開催日と重なった場合には、分科会の開催時間をずらしたこともありました。多い時には午前も午後も参考人として出席して、議員からの多くの質問を受けました。

私たちは政治的には中立の立場ですので、どこかの政党の肩を持つなんてことはもちろんありません。この国会という極めて重要な場で、専門家としての意見を率直に述べることが私の責任だと思いました。私の発言は与野党で様々な受け取られ方をしました。政治の嵐に巻き込まれているなと時々感じ、難しい状況でした。

殺害を予告する手紙

――尾身さんに殺害を予告する手紙が届いたそうですね。

まさか、これほど風あたりが強くなっているとは思いませんでした。殺害を予告する手紙や薄いナイフが入った封筒が届いたため、警察が警護してくれることになりました。当時は、自宅と、独立行政法人・地域医療機能推進機構、霞が関の内閣府を行き来するだけの生活でしたので、それぞれの場所で警護していただきました。

2021年7月には、地域医療機能推進機構の入り口ドアのガラスが大型のシャベルで割られたという事件もありました。また、私ともう一人の専門家会議のメンバーは、損害賠償請求されたこともありました。

――メンバーの中には体調を崩して入院した人もいると聞きました。

特に、クラスター対策やデータ収集、分析に関わった専門家は長時間、属人的な努力が必要だったため、かなりの負荷がかかったと思います。

専門家のなかには、自分の大学院の研究室の学生の力などを借りて、感染者数について、新聞報道や自治体の広報文をもとにスマホを使っての手作業で情報収集せざるを得なかった。このため、肉体的にも精神的にも相当な負荷がかかってしまいました。日本は良質な疫学データが集まらないのは大きな問題です。早急に解決しないと、新たな感染症の襲来に対応できないと思います。

――メンバーの中で辞めたいと漏らす人はいませんでしたか。

辞めたいって言う人は何人かいました。激務による疲労もありました。また、提言内容の趣旨について、時々自分たちの考えが政府に理解してもらえなかったフラストレーションもあったと思います。

会議体としての限界

「前のめりの『専門家チーム』があぶりだす新型コロナへの安倍政権の未熟な対応　専門家の役割はあくまで助言。政治的決断を下し責任を担うのは政権のはずなのに……」。東京大学先端科学技術研究センターの牧原出《まきはらいづる》教授が、このようなテーマで書いた論文が2020年5月2日、朝日新聞社の言論サイト「論座」に掲載された。当時の専門家の姿勢を「前のめり」と表現したのは、この論文が初めてのことだった。専門家への不満や非難が広がった背景に、政府と専門家とのあいまいな関係があり、そのような関係を放置してきた政府の責任は重いと指摘した。政府も尾身会長も、専門家会議からの「卒業」に向けて動き出した。

――専門家会議のあり方を変えないといけないと思い始めたのは、いつ頃からですか。

感染の波が落ち着き始めた20年5月下旬頃でしょうか。専門家会議のあり方を再検討する必要があると感じ始めました。

その理由は大きく分けて二つありました。

一つめは、本来、専門家の役割は提言することで、その提言を採用するかどうかは政府が決め、最終的な判断も含めて国民への発信の第一義的な責任は政府が負うべきです。しかし、政府と専門家の役割分担が不明確だったために、我々がすべてを決めているという印象を与えました。

緊急事態宣言を含むコロナ対策は、社会経済に大きな影響を与えました。専門家会議は感染症や公衆衛生など医療関係の人たちが中心なので、どうしても感染対策に重点が置かれる傾向は確かにありました。感染対策に重点が置かれ続けると、社会経済は打撃を受けます。だから、社会経済の専門家も入ったほうがいい、と思ったのが二つめの理由です。

そんな時、東大の牧原先生の論文を読みました。


「(専門家チームは)政権をあてにせず、自らが情報発信することで、時々刻々変化する事態に国民の目を向けさせようとしたのであろう。だが本来、専門家の判断はあくまで専門的・科学的見地からなされるものにとどめ、その助言を受けて政治決断を下し、責任を担うのは政府のはずである」

「その観点から疑問なのは、首相の記者会見に尾身会長が同席したことだ。本来、担当閣僚が同席すべきであろう。(略)政府の対策チームのメンバーではない尾身会長を同席させたことで、政府が負うべき責任を、尾身会長ひいては専門家チームに負わせているのである」

牧原先生は政治学の専門家で、今回のコロナ対応を政治学者として観察しており、専門家会議のこれからのあり方について明確な考えを持っていらっしゃいました。このため、5月19日の我々の勉強会で彼とお会いし、意見を聞きました。

牧原先生は、「科学・感染症の専門家の責任範囲とミッションを明確化する」「可能な限りアカデミア全体からの協力を求める」「政治の判断を明確化するために、過度な意見集約をしない」「感染症専門家からの意見、経済専門家からの意見を両論併記する」「（専門家会議の議事録が作られていなかったことが問題視されたが）専門家の役割がどこまでかを議事録で明確化させる」などと提言され、その上で、「今回の流行が収束したところで、専門家会議を解散するのも選択肢の一つだ」と指摘されました。

専門家会議からの卒業

専門家会議のあり方に疑問を感じていた尾身氏らは、緊急事態宣言が解除されると、専門家会議の「改組・廃止」を念頭に置きながら、専門家会議から「卒業」するための「卒業論文」の執筆に取りかかった。会議発足から約4か月。卒論は誰から求められたわけではない。やむにやまれぬ思いからだった。尾身氏らは2020年6月24日、日本記者クラブで記者会見を行い、政府と専門家助言組織の正しい関係について提言した。まさに、その日の同時刻。西村康稔大臣が別の記者会見で波紋を広げる重大発言をした――。

――専門家会議のあり方について見解をまとめようと考えた理由はどのようなことでしょうか。

私たちは「卒業論文」と呼んでいました。これを出した理由は先ほど申し上げたように二つあります。一つめは、政府と専門家の役割分担が不明確であったこと。もう一つは、社会科学系の人を入れないといけないということです。卒論を書くのに、かなりの時間とエネルギーを費やしました。

――卒論の内容は比較的順調にまとまりましたか。

厚生労働省との意見調整に少し時間がかかりました。これまでも、基本的には我々専門家の意見を公表する際には、厚労省など政府側に内容を共有し、なるべく理解を得てから公表していました。今回も同様に厚労省に我々の「卒業論文」の原案を共有しました。

ところが、厚労省は我々とは違う視点からこの論文を見ていました。「今までうまくやってきたじゃないですか。なぜ今それをやる必要があるのですか」と言うんです。政府として、そのように言うのは、ある意味当然ですし、一理あると思いました。

一方、私たち専門家は「国を批判することが目的では決してありません。政府と専門家の役割分担が明確でなかったこと、さらにこれまで社会や経済の専門家が入っておらず、医療関係者だけで政策提案をしてきたこと、この二つは何とか早く解消しなくてはいけない」という強い思いがありました。そのために、この論文を出す必要があると説明しました。

文言の調整でも気を使いました。我々の卒業論文原案の冒頭には「我が国の危機管理体制は十分ではなかった」と書いてあったのですが、厚労省から「ここの部分はなんとかならないのか」と相談がありました。私たちはそもそも政府の対応を批判したいわけではありません。日本社会全体の危機意識が足りなかったことを指摘することが目的だったので、文言にはそれほどこだわらず、「新しい感染症による深刻な打撃に直面してこなかったため感染症に対する危機管理を重要視する文化が醸成されてこなかった」と書き直しました。

我々専門家は、大切なことで言うべきことは言うという立場をとってきました。もちろん、それが時には政府に歓迎されない時もあるかもしれませんが、既に述べたとおり、言うべきことをしっかり言わなければ「歴史の審判に耐えられない」という意識がずっとありました。今回も卒業論文を記録に残しておくことが、我々の責任じゃないか、と感じたのです。

論文の内容については政府と調整が終わりましたが、政府としてはこの卒業論文を政府の正式な専門家会議の名前で発表することに懸念を抱いていたようです。このため、この卒業論文は「新型コロナウイルス感染症対策専門家会議 構成員一同」と、構成員が個人的な思いからまとめた形にしました。国のお墨付きがないので、厚労省の記者クラブで発表するのが難しく、他のテーマで講演を頼まれていた東京・内幸町の日本記者クラブで記者会見をすることにしました。開催日は6月

24日午後4時からと決まりました。会見には、専門家会議座長の脇田隆字さん、副座長の私、構成員で川崎市健康安全研究所所長の岡部《おかべ》信彦《のぶひこ》さんの3人が出席しました。

――どのような内容を公表したのでしょうか。

「次なる波に備えた専門家助言組織のあり方について」というのが卒論のテーマです。これまでに述べてきた課題を踏まえて、「本来、専門家助言組織は、現状を分析し、その評価をもとに政府に対して提言を述べる役割を担うべきである。また、政府はその提言の採否を決定し、その政策の実行について責任を負う。そして、リスクコミュニケーションに関しては政府が主導して行い、専門家助言組織もそれに協力するという関係性であるべきである」と指摘しました。

リスクコミュニケーションとは、感染症など社会を取り巻くリスクに関して、行政、専門家、企業、市民などの関係者が正しい情報を共有し、それぞれ意思疎通を図って理解を深めることを指します。

前にも述べたように、20年2月当初、政府はクルーズ船内の感染対応に忙殺されていたので、大きな基本方針をまとめる時間的余裕がありませんでした。このため、我々専門家が基本方針案を作り、2月24日に政府に出しましたが、その案をマスコミに発表するよう求められたため、記者会見で説明しました。その後、会議があるたびに記者会見での説明が求められ、こうした形が定着し、私たち専門家がすべてを決めているように見える一因となりました。また、専門家会議が人々の生活にまで踏み込んだと警戒する人もいました。提言内容などについては専門家が社会に説明すべきですが、対策の最終決定に関するリスクコミュニケーションは、基本的には政府の主導で行われることが理想だと思います。
次なる波に備えるため、国の役割と責任を明確にすることを提案しました。専門家の役割はリスク評価をもとに取るべき政策案について提言することで、一方、政府はその提案の採否を含め、最終的な決断をすることです。

——西村大臣が同時刻に別途、記者会見しており、そこで「専門家会議を廃止する」と発言しました。

私たち専門家の記者会見の最中に、記者から西村大臣の発言について聞かれ、私が「知りませんでした」と答えたことが大きな波紋を呼びました。私が知らなかったと言ったのは、我々の記者会見と同じ時刻に西村大臣が記者会見していて、「廃止にする」と発言をしたことを知らなかったと言っただけです。西村大臣は、私たちがまとめている見解の内容を知っていましたし、私たちも、政府が専門家会議を改組しようとしていたことを知っていました。

——それにしても西村大臣が、たまたま同日同時刻に記者会見をしたというのは不思議ですね。尾身さんら専門家の皆さんから問題点を先に指摘されて、それに従って政治が対応したと思われたくなかったので、同時刻に発表したのでしょうか。

さあ、どうでしょうか。そうかもしれないし、そうでないかもしれないし、その辺の事情はよく分かりません。

コロナ対策を担う政府と専門家助言組織（2020年７月３日）

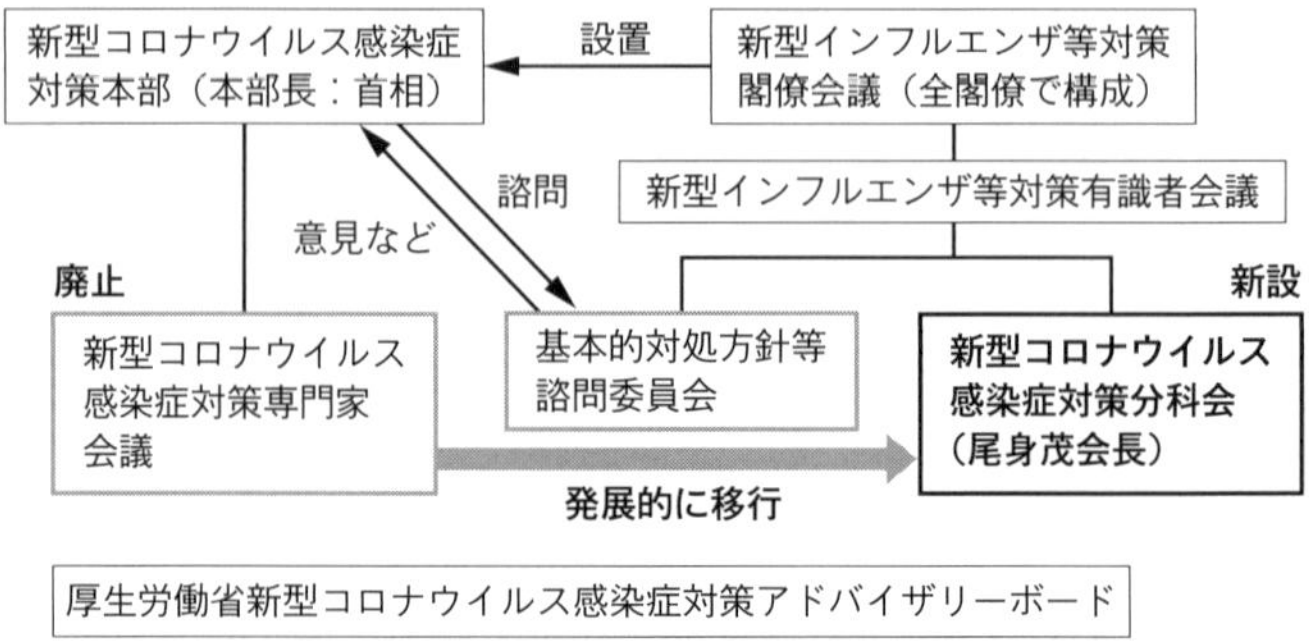

【西村大臣の陳謝】

「もう少し丁寧に説明しなければいけなかったのに、廃止と強く言いすぎた。誤解を与えてしまい本当に反省している」。西村康稔大臣は２０２０年７月１日、国会内で開かれた公明党の新型コロナウイルス対策の会合に出席し、自身が示した政府の専門家会議の廃止方針について陳謝した。

専門家会議はそもそも、公明党が同年2月、「感染症の専門家の意見や科学的見地が必要だ」として、設置を政府に提言したことが始まりだった。会合で、斉藤《さいとう》鉄夫《てつお》幹事長（当時）は西村大臣に対し、「一切の相談がなく、びっくりした。専門家会議に寄せられている国民の信頼や期待を裏切った」と苦言を呈した。

これに対して西村大臣は「発展的に移行する趣旨で申し上げたが、『廃止』と強く言いすぎた。事前に公明党に説明できなかったことは大変申し訳なく思っている」と頭を下げた。

西村大臣は、尾身氏らが記者会見した同日同時刻の6月24日夕方、記者会見を開き、「専門家会議は感染症の専門家による会議だったが、これを廃止する。ちょうど今の時間、専門家会議の皆様も記者会見をしていると思うが、（コロナ対策と経済活動の）両立を図るために、医学や公衆衛生の専門家だけでなくて、様々な知を結集した組織にすべきだとの提言をされていると思う。それも踏まえて分科会を設置して、感染症動向のモニタリングやワクチンのあり方、次なる感染の波が来た場合の対策などを議論していただく」などと話し、与野党から批判を浴びていた。

尾身氏がコロナ分科会長に

政府は2020年7月3日、09年の新型インフルエンザ襲来をきっかけに設置された既存の「新型インフルエンザ等対策有識者会議」の下に「新型コロナウイルス感染症対策分科会」を新設した。分科会は、専門家会議に代わる組織だ。同会議の副座長だった尾身氏が分科会の会長を務めることになった。専門家会議は法的根拠があいまいだったが、分科会は改正新型インフルエンザ等対策特別措置法に基づく組織として位置づけられた。感染症対策の専門家に加え、経済の専門家、自治体やメディアの関係者らがメンバーに入り、感染症対策と社会経済活動の維持の両立などが議論されることになった。

――新たな船出となり、尾身さんは会長になりました。

専門家会議は実質的には厚労省の会議だったのですが、分科会は特措法という法律に基づいて正式に設立された組織です。専門家会議の時に、議事録が作成されていないことが問題となりましたが、分科会では、意見を述べたメンバーの名前を明記する議事概要が発表されることになりました。また、議事概要とは別に「速記録」を作成し、各メンバーの確認・校正を受けて、非公表の形で保存します。しかし、保存期間10年の満了後は国立公文書館に移管され、公開されることになりました。

一方、分科会ができると厚労省に助言する専門家の組織がなくなってしまうことが懸念されました。医療・公衆衛生分野の専門的・技術的な事項について、厚労省に対して必要な助言などを行う「アドバイザリーボード」という組織があったのですが、専門家会議の設置によって活動は事実上停止していました。分科会の発足に合わせて、アドバイザリーボードの活動が再開され、脇田さんが座長として引っ張っていくことになりました。

――日本は、東日本大震災に伴う原発事故の時もそうでしたが、専門性の高い科学的な情報や知識を正しく政策に生かすことが苦手だと感じました。政府と専門家の正しい関係についても、原発事故時にも問題視されました。

原発事故について私は専門家として関与していないので、原発事故に関する考えを述べる立場にはないと思います。

コロナ対応における課題は、事前の準備不足だと思います。09年の新型インフルエンザ流行時の教訓を生かして新たな感染症に備えるべきだったのに、日本はそれを怠りました。韓国などに比べて大きなハンディキャップを持ってコロナ対応にあたらざるをえなくなったのです。

日本の行政組織にも一部検討の余地がありそうです。行政官は一般的に、2～3年で部署を異動

新型コロナウイルス感染症対策分科会（2021年1月6日）

◎：分科会長　○：分科会長代理

	石川晴巳	ヘルスケアコミュニケーションプランナー
	石田昭浩	日本労働組合総連合会副事務局長
	今村顕史	東京都立駒込病院感染症センター長、感染症科部長
	大竹文雄	大阪大学大学院経済学研究科教授
	岡部信彦	川崎市健康安全研究所所長
	押谷仁	東北大学大学院医学系研究科微生物学分野教授
◎	尾身茂	独立行政法人地域医療機能推進機構理事長
	釜萢敏	公益社団法人日本医師会常任理事
	幸本智彦	東京商工会議所議員
	小林慶一郎	公益財団法人東京財団政策研究所研究主幹
	舘田一博	東邦大学微生物・感染症学講座教授
	中山ひとみ	霞ヶ関総合法律事務所弁護士
	平井伸治	鳥取県知事
	南砂	読売新聞東京本社常務取締役調査研究本部長
	武藤香織	東京大学医科学研究所公共政策研究分野教授
○	脇田隆字	国立感染症研究所所長

【臨時構成員】

磯部哲	慶應義塾大学法科大学院教授
太田圭洋	一般社団法人日本医療法人協会副会長
河本宏子	ANA総合研究所会長
清古愛弓	全国保健所長会副会長

（50音順、敬称略）

しますよね。この方法はジェネラリストを育てるには適していると思います。一方、高度な専門知識が必要とされる部署で働くスタッフには、これからますます、高度な専門性が求められると思います。つまり、横糸のジェネラリストと縦糸の専門家というバランスのとれたうまい組み合わせが必要だと思います。

――分科会とアドバイザリーボードによる新体制となりました。これで、政府と専門家の関係は変わったのでしょうか。

リスク評価を行うアドバイザリーボードと、その評価を受けて取るべき対策案について、国に提言を行う分科会という役割分担ができたので、一応合理性がある体制になったと思います。

専門家会議では行政官と専門家の関係はかなり柔軟でした。例えば、「次の会議をいつ開くか」など、政府側と我々の間で協議し、決めることができました。しかし、法律の下で正式に立ち上がった分科会では、いわば裃《かみしも》を着ている感じで、分科会の開催などには官邸の意向が影響しますし、官邸と交渉しなくてはならない事柄も出てきますので、専門家から見れば少し柔軟性がなくなったという印象はあります。

トレードオフの関係

――日本も世界も感染対策と社会経済活動の両立を目指そうとしていますが、その文脈で見ると、政治と専門家のあり方は、どうあるべきだと思いますか。

もちろん、両立できればいいのですが、社会経済活動が活発化すれば、感染は拡大し、高齢者を中心に重症者が増え、医療の逼迫が起きます。その逆に、感染対策を厳しくすれば、社会が痛む。感染対策と社会経済活動はトレードオフ（二律背反）の関係になっています。私ども専門家は当初より社会経済への影響を最小限にして感染対策を実行する、つまり両立を提案してきましたが、この両者のバランスを実際にどうとるかというのはかなり厳しい課題でした。パンデミックの初期には、医療逼迫をなんとか防ぎたいということで8割削減など強い行動変容を求めても多くの人が協力してくれました。

しかし、感染が長期化し、社会経済活動が徐々に再開するにつれて、それぞれの人の立場や価値観によって感染対策と経済のどちらに軸足を置くか、全体のコンセンサスを得るのが難しくなってきました。前にも述べたように我々専門家の役割はリスク評価をもとに取るべき対策案について提言することです。国の役割は我々の提言の採否を含め、最終決断をすることです。特にそれぞれ個人の価値観によって受け止め方が違うフェーズになればなるほど、国民から選挙で選ばれた政治家が最終決断することが求められます。

エキスパート・オピニオン

――今回の「卒論」は、尾身さんをはじめ専門家の皆さんがやむにやまれぬ思いから出されたことがよく分かりました。一方、コロナ対応に直接関係していないのに、「専門家」と自称する様々な人たちが、五輪開催の是非、PCR検査体制のあり方など、それぞれの立場で発言されることに対して、どのように受け止めていますか。

私は様々な専門家や研究者が自分の研究や考え方を自由に発言することは重要だと思います。民主国家なら当然ですよね。我々専門家のグループには、感染症学やウイルス学、疫学、データ数理学者など多くの専門家が広く集まっていましたが、誰一人として、この難しい感染症の全体像をとらえることはできません。このため、勉強会と称して専門家の意見を戦わせることで、できるだけ合理的な提案をしたいと思いました。

しかし、その我々の中だけでは解決できない問題もあったので、少しずつ我々のグループ外の人との連携も進めました。例えば、感染予防のためのアクリル板はどのようなものが良いのか、工学系の専門家と一緒に検討したことがあります。こうした専門家グループ以外の人たちとの連携は、我々専門家が個人的に知っている人たちに声をかけたもので、いわば属人的なネットワークを活用したということです。多くの専門家が課題について議論してまとめあげた意見や提言は、「エキスパート・オピニオン（専門家の意見）」と呼ばれています。

ただし、様々な専門家が各自の意見を言うだけでは政府も国民も困ると思います。したがって、様々な分野にいる専門家がどのように連携して政策立案に資する研究デザインを作るか、そして、そうしたネットワークをどう構築するかは、次のパンデミックに向けた大きな課題の一つだと思っています。

一部の専門家がすべて決めている？

――限定された一部の専門家がコロナ対策に関わっているとの批判があります。例えば、新設された「新型コロナウイルス感染症対策分科会」、「基本的対処方針分科会（基本的対処方針等諮問委員会から名称変更）」、厚労省の「アドバイザリーボード」には、尾身さん、脇田さん、押谷さん、岡部さん、武藤さんらがいずれの会議にもメンバーとなっています。そうなると、リスク評価もリスク管理も提言も、一部の専門家が行っていると誤解される可能性があります。


そういう誤解を持たれる可能性は確かにありますね。しかし、メンバーは国が決めたことです。メンバーに一部オーバーラップがありますが、分科会では、様々な分野の人の意見を反映させるために、感染症専門家とは別に、経済、マスコミ、法律その他の専門家も参加しました。

しかも、分科会では時々、経済界の専門家も参加した「勉強会」と称した会合を開き、限られたメンバーだけの意見で対策が決まるという「弊害」が起きないように注意してきました。

ただ、我が国には、すぐれた臨床家や基礎研究者はたくさんいますが、疫学情報を解析して感染症対策案の作成に直接貢献できる人材は多くありません。こうした人材をもっと育てることがこれからの日本の課題だと思います。

第5章
GoTo
経済かコロナ対策か

新型コロナウイルスの感染拡大によって、国民は外出自粛を求められ、外国人は入国を制限され、人の移動が止まった。その影響で旅行会社やホテルなどの観光業界は大打撃を受けた。彼らの苦境を救おうと、菅義偉官房長官が精力的に取り組んだのが、政府の需要喚起策「ＧｏＴｏキャンペーン」である。

このキャンペーンは、国内旅行の代金を補助したり、土産物店などで使えるクーポン券を発行したりして、人々に旅行や外食などを促す政策だ。しかし、人が移動すれば、感染拡大の引き金を引く危険性がある。

新たな感染の波が押し寄せる中、政府は２０２０年７月22日、旅行代金を割り引く「ＧｏＴｏトラベル」を、東京発着の旅行を除外して始めた。これが、政府と専門家の激突を生むことになる。

菅官房長官の肝いり事業

「GoToキャンペーン」とは、観光・運輸業、飲食業、イベント・エンターテインメント業界を、「救済・支援」「地域活性化」「需要喚起」を目的に、国の予算で支援する仕組みだ。旅行代金を割り引く「GoToトラベル」、プレミアム付き食事券を発行する「GoToイート」、イベントのチケット代金などを割り引く「GoToイベント」などの総称で、菅義偉官房長官の肝いりの事業だ。

――緊急事態宣言が2020年5月25日に全面解除されました。その後、政府はGoToキャンペーンの開始を模索し始めました。感染状況はどうモニターしていましたか。

解除されると、急激に街の人出が多くなりました。6月頃から東京の新宿・歌舞伎町など「夜の街」で働く若者たちを中心に感染者が増えてきたことが分かりました。接待を伴う飲食店は休業要請の対象でしたが、営業している店舗も多くありました。マスクの着用、ソーシャルディスタンスの確保などを徹底するのが難しく、感染が広がったのかと思います。

国立感染症研究所によると、歌舞伎町は感染のホット・スポットになっていて、その後の分析結果では、たった一人の感染者から、全国へと新型コロナウイルスが感染拡大していきました。「最初の一人からの感染拡大を防ぐことができたら」と思いました。分析結果が出るまで私たち専門家の多くも当時、新宿がそれほどの感染の巣となっていることは知りませんでした。

実は変異ウイルスも生まれており、知らないうちに歌舞伎町からじわじわと感染が広がっていったのです。このため、新宿・歌舞伎町の関係者と自治体などとの信頼関係を築くため、関係者が一緒になって、どのような対策ができるかを検討し始めました。

こうした経緯を経て東京都は、歌舞伎町で働く人たちを対象として戦略的な無料ＰＣＲ検査を実施しました。7月17日には、西村康稔大臣が東京都、埼玉県、千葉県、神奈川県の1都3県の知事と意見交換し、共同メッセージを公表しました。接待を伴う飲食店などに感染拡大防止のためのガイドラインを守るよう法律に基づく協力要請を行いました。

このような感染状況の中で、政府の需要喚起策「ＧｏＴｏキャンペーン」の実施が検討され始めたのです。

――国土交通省は20年7月10日、「ＧｏＴｏキャンペーン」の旅行・観光分野である「ＧｏＴｏトラベル」について、7月22日から始めると発表しました。赤羽《あかば》一嘉《かずよし》国土交通相は「感染状況を踏まえながら準備を進める」と述べました。尾身さんはＧｏＴｏトラベルを、どのように評価していましたか。

もちろん、観光業の皆さんは、仕事を奪われたりして、ご苦労されていましたから、そうした事業者の人々に対して何らかの対策が必要だという政府の考えは理解できました。しかし、私たち専門家はＧｏＴｏトラベルを始めるタイミングは、今なのかと疑問でした。なぜなら、とりわけ東京の感染状況が心配だったからです。

西村経済再生相は7月15日の衆院予算委員会で、ＧｏＴｏトラベルについて、翌16日に開く分科会で専門家から意見を聞く方針を示しました。私は、感染者が増加している東京発着の旅行を外すべきか否かなどが議題になると知り、すぐに西村大臣に会い、「ＧｏＴｏトラベル開始の判断は慎重にしてください」と伝えました。このままだと、あす、議題がさっと出てきて、我々の意見が反映されず、決まっちゃう可能性がありました。

ところが、政府は、東京発着の旅行を外して「ＧｏＴｏトラベル」を始める方針を固めました。そのような内容の政府案を分科会に示し、我々はやむを得ず妥当と判断しました。分科会のメンバーは、感染リスクを低くするために小規模で時と場所を分散させる「小規模分散型旅行」や、観光地での感染防止策の徹底などを求めるよう正式に提案しました。私は分科会後の記者会見で、「感染が広がっていない地域での事業はやっていただければと思う。東京都は感染が落ち着いたら、実施してもよいというのが我々のコンセンサスだ」と述べました。

【菅長官VS小池知事】

「圧倒的に東京問題」「むしろ国の問題だ」――。２０２０年7月。東京を中心に感染者が急増する中、ＧｏＴｏキャンペーン事業をどのように始めるかで、菅義偉官房長官と小池百合子都知事が「つばぜり合い」を演じた。

ＧｏＴｏキャンペーン事業の産みの親でもある菅長官は7月11日、北海道千歳市での講演で国内の感染者増加について、「この問題は圧倒的に東京問題と言っても過言でないほど、東京中心の問題になっている」と語った。自らの発言について13日、「全国の新規感染者で東京都が半数以上を占めていることなどを踏まえたものだ」と説明。ＧｏＴｏキャンペーン事業を踏まえつつ、「感染拡大を防ぐと同時に、社会経済活動を徐々に復活させていく」と語った。

これに対して小池都知事は13日、ＧｏＴｏキャンペーン事業を念頭に置きながら感染対策について「むしろ国の問題だ」と述べ、菅氏の発言に不快感を示した。小池氏は「圧倒的に検査数が多いのが東京。それによって陽性者が出て、無症状者もかなり含まれている」と、感染者数が多い理由を説明した。その上で、「国として（感染者の増加との）整合性をどう取っていくのか。（感染対策とキャンペーン実施は）冷房と暖房を両方かけるようなものだ。これは国の問題だ」と述べた。

「東京」除外で始まる

ＧｏＴｏトラベルは2020年7月22日、補助対象から東京発着の旅行が除外されて始まった。政府は、既に予約していた都民らのキャンセル料を補償しない方針だったが、与野党や世論の批判を受け、予約客にキャンセル料を負担させない方針に転換した。旅行会社や宿泊施設などに対し、客が今後、予約を取り消してもキャンセル料を求めないよう要請。事業者に損失が出た分を政府が補償することにした。赤羽国土交通相は、この方針転換を公表したのは、GoToトラベルが始まる前日の21日のことだった。

国内の新型コロナウイルスの感染者は22日、新たに795人確認され、1日あたりの最多感染者数を更新した。都内の累計感染者は1万54人となり、1万人を超えた。大阪府や愛知県など大都市圏でも最多感染者数を記録した。「第2波」により国内各地で緊迫感が高まる中、GoToトラベルがスタートした。

――GoToトラベルが始まると同時に、感染者が増えてきましたね。開始する判断は正しかったのでしょうか。

既に述べましたが、本来はもう少し慎重に判断すべきだったと思います。

記憶に残っている場面があるんです。安倍政権が成長戦略を議論するために創設した政府の「未来投資会議」が、コロナ後の社会を見据えて構成員を拡充することになりました。私も構成員に選ばれて、7月30日の会議に出席しました。

当時官房長官だった菅さんが、「GoTo」の経済的なインパクトをかなり力強く語っておられました。その時、私と目が合いまして、「尾身さん、分かってくれよ」という風にも感じました。私自身、菅官房長官が経済を何とかしたいという強い思いは感じ取りました。

安倍首相が突然、辞任表明

第2波が落ち着いてきた2020年8月28日、驚愕のニュースが飛び込んできた。安倍晋三首相が突然、首相官邸で記者会見し、持病の潰瘍性大腸炎の悪化を理由に辞任する意向を明らかにした。「コロナ禍の中、職を辞することについて国民の皆様に心よりおわび申し上げる」と陳謝した。

――尾身さんは事前に、体調不良が原因で辞任する安倍首相の意向を知っていましたか。

いいえ、まったく知りませんでした。持病をお持ちだということはもちろん知っていましたが、そこまで体調が悪いとは知りませんでした。このニュースは、おそらく、仲間たちと勉強会を開いている時に、厚労省の職員から聞かされたような気がします。驚きましたが、安倍首相はこの時期、コロナ対策に限らず、ご苦労されることも多かったと思います。

――首相が今後代わることで、コロナ対策も変更されるのではないか、などの懸念はありましたか。

他の専門家もそうだったと思いますが、私自身、これからどんな対策案を政府に提案するべきか考えることに手一杯だったので、首相が変わることでコロナ対策が変更されるかなどは考える余裕がありませんでした。

【最長政権の終焉】

大叔父（祖父の弟）である佐藤栄作氏を追い抜いて、首相の連続在任日数の最長記録を半世紀ぶりに塗り替えてからわずか4日後のことだった。安倍首相は8月28日夕、記者会見に臨み、8月上旬に潰瘍性大腸炎の症状が再発したとして、「国民の負託に自信をもって応えられる状態でなくなった以上、首相の地位にあり続けるべきでない」と語った。「様々な政策が実現途上にある中、コロナ禍の中、職を辞することについて国民の皆様に心よりおわび申し上げる」と陳謝した。安倍首相の辞任表明は、与党幹部にも事前に知らされていなかったという。

安倍氏は２００６年９月に第90代首相に就任した。翌07年９月に持病の潰瘍性大腸炎を理由に退陣したが、12年12月に首相の座に返り咲いた。その後、自民党総裁選挙で３選を果たし、国政選挙でも勝利を重ねて、「安倍１強」と呼ばれる安定政権を築いた。経済政策「アベノミクス」、アベノマスク配布や一斉休校などのコロナ対策を官邸主導で推進するなど、強力なリーダーシップを発揮した。20年９月16日に辞任するまでの連続在任２８２２日だけでなく、第１次内閣を含めた通算在任３１８８日も歴代最長を誇る。しかし、病には勝てず、安倍政権は突然の終焉を迎えた。

東京追加への動き

東京では2020年8月上旬をピークに感染者数が減り始めると、西村経済再生相は8月26日、衆院内閣委員会の閉会中審査で、GoToトラベルで対象除外となった東京都の追加について、分科会で検討する方針を示した。赤羽国交相は9月11日、閣議後の記者会見で、東京都を10月1日から補助対象に追加する方針を表明した。

赤羽国交相が記者会見した9月11日夜、分科会に東京都を追加する政府案が示された。分科会は政府に対して、①小規模で時と場所を分散させる「小規模分散旅行」を普及させる、②GoToトラベル事業を開始する目安は、ステージ1または2相当で、ステージ3相当と判断された都道府県の除外を検討してもらいたい——などと提言した。観光業者らの期待を受けて10月1日に東京都が追加され、本格的に人の移動が始まった。

——辞任した安倍氏に代わり、官房長官としてGoToキャンペーンを推進してきた菅義偉氏が20年9月14日の自民党総裁選挙で総裁に選ばれ、その2日後に第99代首相に就任しました。一方、いったん落ち着いていた感染者数は10月中~下旬頃から徐々に増え始めました。

分科会が、GoToトラベルの対象に東京を追加することを了承した9月時点では、感染状況が比較的落ち着いていました。しかし、秋から冬へと向かう時期は、寒さから部屋を閉め切り、換気も悪くなるので感染拡大を引き起こしやすくなります。冬の低温と乾燥も感染リスクを増すと言われます。このため私たち専門家は、感染状況がさらに厳しくなる可能性が大きいと判断していました。予想通り、10月下旬になると感染者数が増えてきました。

分科会は、感染が散発的なステージ1から最も深刻なステージ4までの4段階の指標を示していましたが、緊急事態宣言一歩手前のステージ3相当と判断された都道府県については、GoToからの除外を検討してもらいたいと提言しました。実際、ステージ3になりそうな地域も出てきました。GoToトラベルの停止を検討しなくてはならない時期になりました。

旅行に行けば、当然、お酒を飲んだり、食事を食べたりしながら、おしゃべりをしますよね。会話する時にはマスクを着用し、マスクを外して飲食する時はおしゃべりをしない「マスク会食」は、なかなか徹底できません。分科会は10月23日、感染リスクが高まる「5つの場面」を示しました。それは、①飲酒を伴う懇親会など、②大人数や長時間におよぶ飲食、③マスクなしでの会話、④狭い空間での共同生活、⑤居場所の切り替わり（仕事中の休憩時間など、居場所が切り替わると、気の緩みや環境の変化により、感染リスクが高まることがある）――の五つです。しかし、社会に十分には浸透せず、我々のメッセージが人々に十分伝わっていないと感じました。

この時期、感染拡大を抑えるため、行動を控えないといけないのに、GoToキャンペーンは、矛盾したメッセージを国民に発信することになります。経済を回したいという菅首相の気持ちは我々も理解できます。しかし、感染がひどくなり医療が逼迫すれば、社会全体がダメージを受けるわけですよね。ＧｏＴｏトラベルについて菅首相に、ぜひ、中止などを検討していただけないかという趣旨の「私たちの考え」をまとめることにしました。

硬かった「ＧｏＴｏ」

分科会は２０２０年11月20日、政府に対し、３週間程度の短期間に集中して、これまでの知見に基づいた感染対策を実行するよう提言する「私たちの考え」を発表した。酒類の提供を行う飲食店への営業時間の短縮、感染拡大地域との間の移動の自粛などと並んで、「ＧｏＴｏトラベル」の中止を含む運用見直しの検討を求めた。

――「私たちの考え」をまとめた経緯などを教えてください。

ここまで感染が拡大すると、なるべく接触の機会を減らし、医療逼迫を防ぐ必要がありました。そうした中、人々に行動を抑制するようにお願いしているのに、旅行を勧めるのは、整合性がとれないと思いました。ＧｏＴｏに関しては、感染が落ち着いたら、再開すればいいのです。このような思いから、「政府の英断を心からお願い申し上げる」という強い表現の文言を入れました。

具体的には、ＧｏＴｏトラベルについて、「現在の感染状況を考えれば、いくつかの都道府県でステージ3相当と判断せざるをえない状況に、早晩至る可能性が高い。こうした感染拡大地域においては、都道府県知事の意見も踏まえ、一部区域の除外を含め、国として事業の運用のあり方を早急に検討していただきたい」と求めました。

また、飲食業界の支援策「GoToイート」に関しては、プレミアム付き食事券の新規発行の一時停止と、既に発行された食事券やオンライン飲食予約サイトで付与されたポイントの利用を控える呼びかけを都道府県知事に要請してほしいとお願いしました。

これまで、いくつかの提言をしてきましたが、ほとんどの提言を国や厚労省は採用してくれています。しかし、国にはここだけは譲れないところが間違いなくあります。そこが「硬い」と申し上げたところです。

菅首相の考えは、非常に明確だと感じました。一つは、後に説明しますが、なんとしても早くワクチン接種率を上げたいという思いです。これについてのリーダーシップに敬意を払っております。もう一つは、社会経済を何とか回復したいという気持ちです。これについても国の最高責任者としてそう考えるということは我々にも理解できました。しかし、先ほど述べたように、私たち専門家としては、感染が拡大し医療が逼迫すれば経済はもとより、社会全体が困るという考えでした。したがって、この時期のGoToトラベルの中止を提案したわけです。

このことは、総理大臣の意向を十分知っている中で、国の方針に異を唱えることです。これは気の重いことでした。

――菅首相は提言の翌日である21日、GoToトラベルについて、感染拡大地域を目的地とする旅行の新規予約を一時停止するという運用の見直しを表明しました。対象地域は、都道府県知事の判断をもとに選定することになりました。これに対して小池知事は同日、「これは国の施策であって、国の判断で東京都があとから加わるという事態になった。この事業の意味はあると思うが、しっかり、国の方で判断してほしいし、それが責任だと思う」と政府方針にクギを刺しましたね。

「知事の判断で」という国と、「国の判断で」という東京都の「さや当て」は、国民・都民には、国と自治体の一体感がない印象を与えたかもしれませんね。感染症の対応は、国と自治体との連携なしには成立しません。

高齢者の旅行自粛に違和感

――政府は2020年12月1日、65歳以上の高齢者と基礎疾患がある人に対して「GoToトラベル」での東京発着の旅行を自粛するように呼びかけるとの方針を表明しました。どのように受け止めましたか。

我々専門家は非常に大きな違和感がありました。この時期の感染拡大は、無症状のことが多い若い人が気づかないうちに感染を広げていました。これは、もちろん若い人の責任ではなく、ウイルスの特徴です。ただ、若い人は無症状あるいは軽症の人が多く、アクティビティが高いから、結果的に知らず知らずのうちに家族や高齢者に感染を広げる契機になります。

高齢者の感染は結果であり、その契機は、若い人たちの移動にあります。我々は世代間を分断するのはよくないと考え、あえて、「皆さん、旅行を控えてください」という表現を使ってきました。それなのに、高齢者だけに自粛を呼びかけるなんて、私たちの言っていることが理解されていないと感じました。

私は西村大臣とは毎日会っていますから、国の考えは大体、分かります。おそらく、西村大臣を通して私たちの考えも官邸に伝わっていると思います。ただ、時に、官邸には政府の責任として「ここだけは譲れない」という部分があったのは確かです。GoToトラベルはその一つだったと思います。

全国一斉停止

分科会は2020年12月11日、感染状況が2番目に深刻な「ステージ3」にあたる地域で「GoToトラベル」事業の一時停止や、帰省の延期などを改めて提言した。分科会がGoToトラベルの一時停止を求めたのは、これで3度目だ。やっと政府は14日、GoToトラベルを12月28日から21年1月11日までの間、全国一斉に停止することを決めた。政府はこれまで、事業の全面停止に否定的な立場を取ってきたが、全国で感染が収まらない状況を踏まえて方針転換した。

――西村大臣が強調した「勝負の3週間」でも感染抑制効果は見られなかったですね。

これは、私たち分科会が11月20日に、3週間程度の期間限定で、飲食店の営業時間短縮や休業要請、「GoToキャンペーン」の運用見直しなどを求めた「私たちの考え」を発表したことを受け、西村大臣が「この3週間が勝負だ」と語ったことがきっかけです。

政府は、クリスマス、初詣、新年会などが続く年末年始は感染者数が急増する危険性があることも踏まえて、11月25日〜12月16日を「勝負の3週間」と位置づけ、関係各所に集中的な取り組みを求めました。しかし、現実は、高止まりの状況になっている地域がありました。感染が高止まりしているということは、対策の効果が不十分ということです。さらなる対策の強化が必要となりました。

振り返ると、分科会は11月下旬から3度にわたって、GoToトラベルを一時停止するよう繰り返し求めてきました。私は何度も「現在の感染状況は、個人の努力だけに頼るステージを過ぎた」と政府に伝えました。

我々の提言から遅れましたが、政府は、やっと12月14日に全国一斉停止を決めました。私たちは全国一斉を求めていたわけではないので、これは私たちの提案よりも踏み込んだものでした。我々の提言だけでなく「コロナ感染者が増えているのに、GoToトラベルを続けているのはおかしい」という世論も参考にしたのではないかと思います。

【「GoToトラベル」への世論】

読売新聞社が2020年12月26～27日に実施した全国世論調査で、全国で停止した政府の観光支援策「GoToトラベル」事業について、「停止ではなく、やめるべきだった」が48％、「停止は適切だった」が42％で、停止に肯定的な意見は9割にのぼった。一方、「停止せずに、継続すべきだった」は7％だった。

2度目の緊急事態宣言

菅首相は2021年1月7日、東京、埼玉、千葉、神奈川の1都3県を対象に2度目の緊急事態宣言を発令した。期間は8日から2月7日までの1か月間。首相は記者会見で、不要不急の外出自粛などを国民に呼びかけた。新規感染者数は連日、過去最多を記録しており、7日は前日より約1500人も多い7568人だった。

1都3県の感染状況は、最も深刻な「ステージ4」にあたり、政府は「ステージ3」相当に下がることを宣言解除の目安とした。菅首相とともに記者会見した尾身会長は「1か月未満でステージ3に近づけることは頑張れば可能」としながらも、実現は「そう簡単ではない」と指摘した。

――21年1月13日には、新たに大阪、京都、兵庫、愛知、岐阜、福岡、栃木の7府県に緊急事態宣言が発令され、11都府県に対象が広げられました。感染状況をどのように見ていましたか。

冬の忘年会などをきっかけに感染者が拡大することを予想していましたので、国や自治体は、その前から国民に向けて忘年会などを控えるよう警戒を呼びかけてきました。しかし、実際には年末年始、感染者が急激に増えてしまいました。のちの分析で分かったことですが、感染のピークは2020年12月30日と31日でした。

また、我々専門家が当時感じたのは、だんだんとメッセージが人々に伝わりにくくなっていることでした。この時も緊急事態宣言を出す前から、「準緊急事態宣言」のようなことをたびたび要請してきましたが、なかなかメッセージが届かず、あっという間に感染者が急増してしまいました。振り返ってみると、3月や4月頃は私たちの声が社会に届いていたと感じていましたが、11月頃になると協力が得られにくくなりました。

その理由は三つあったと思います。1番目の理由は、「たいした感染症ではないな」という思いが国民の間に広がったことです。このウイルスの特徴が分かってきて、一般の人たち、とりわけ若い人たちの間では、感染者の多くが無症状で、重症化することも少なかったのです。2番目に、ウイルスとの生活が長く続き、もういいだろう、これ以上我慢できない、という感覚があったと思います。3番目は、社会経済をそろそろ回す時期だという気持ちが社会の中に醸成されてきたことだと思います。

急所をつく

2020年4〜5月の初めての緊急事態宣言では、首都圏の知事らは、飲食店や大型店、遊興施設など多くの業種に休業や営業時間の短縮を要請した。その約9か月後の21年1月に発令された2度目の緊急事態宣言では、「感染リスクが高いと指摘される飲食の場を避ける」として、1都3県は飲食店やバー、カラオケ店などに営業時間を午後8時までとし、酒類の提供を同7時までとすることを要請した。政府は、「(飲食店という)急所をつく対策だ」と説明した。

――2度目の緊急事態宣言では「飲食店」にフォーカスをあてた対策が行われたため、レストランなど会食の場は時短を求められました。この対策は効果があったと考えていいのですか。

一定程度効果があったと思います。第1波の後、様々な疫学情報を分析すると、20年の秋頃には、このウイルスへの対策は、「食」がポイントだということが分かってきました。日本は、特にパンデミックの初期にはクラスター対策を中心にやってきました。クラスター対策の中での疫学調査の結果、「マスクを外して、ついつい大声で会話してしまう飲食の場は、感染の危険性が高い」とい

感染経路別の症例数ピークの推移

歓楽街や飲食を介しての感染が感染拡大の原因
家族内感染や院内感染は感染拡大の結果

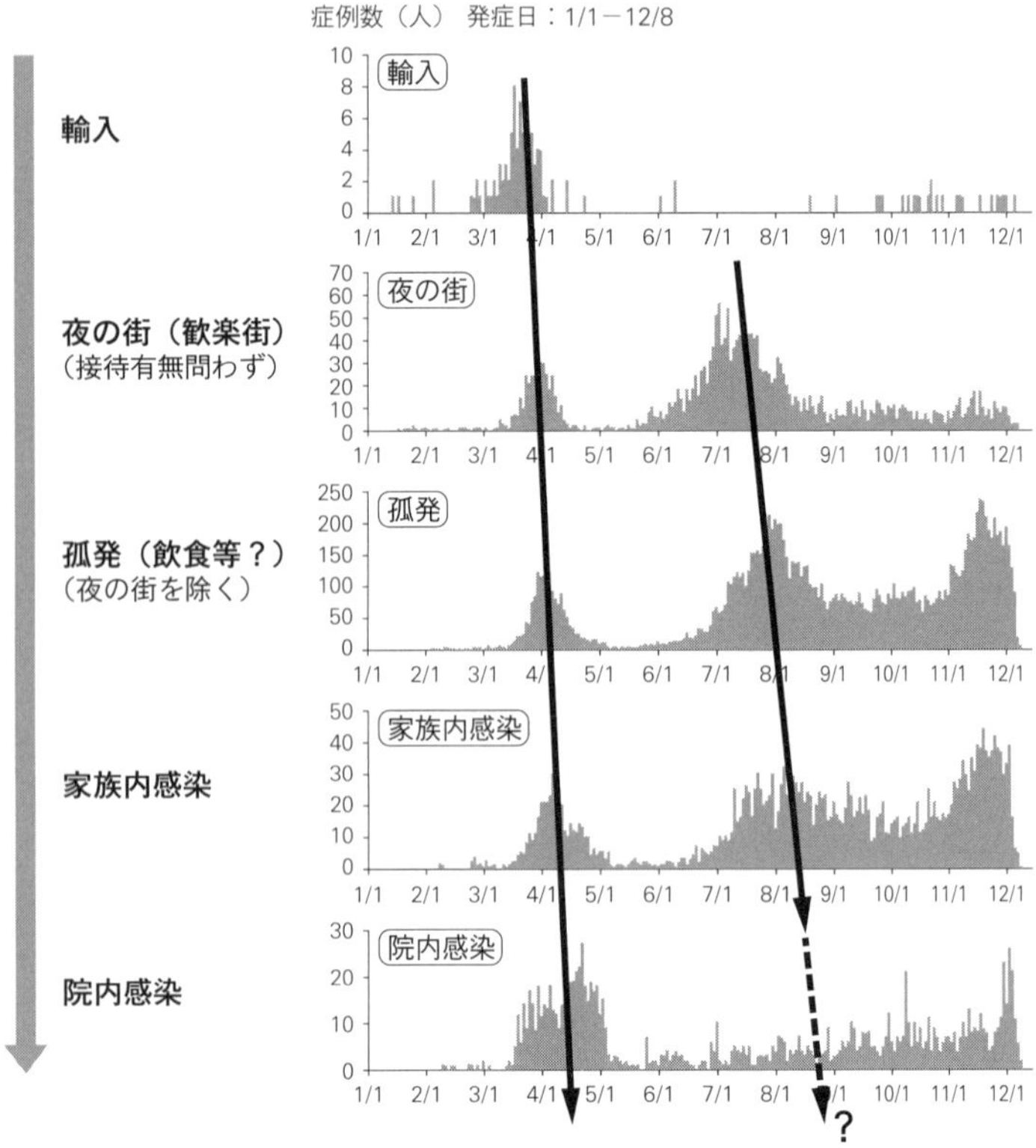

●第19回新型コロナウイルス感染症対策分科会（2020年12月23日）資料より

クラスター発生の数と場所の推移（イメージ。ある都道府県の事例から）

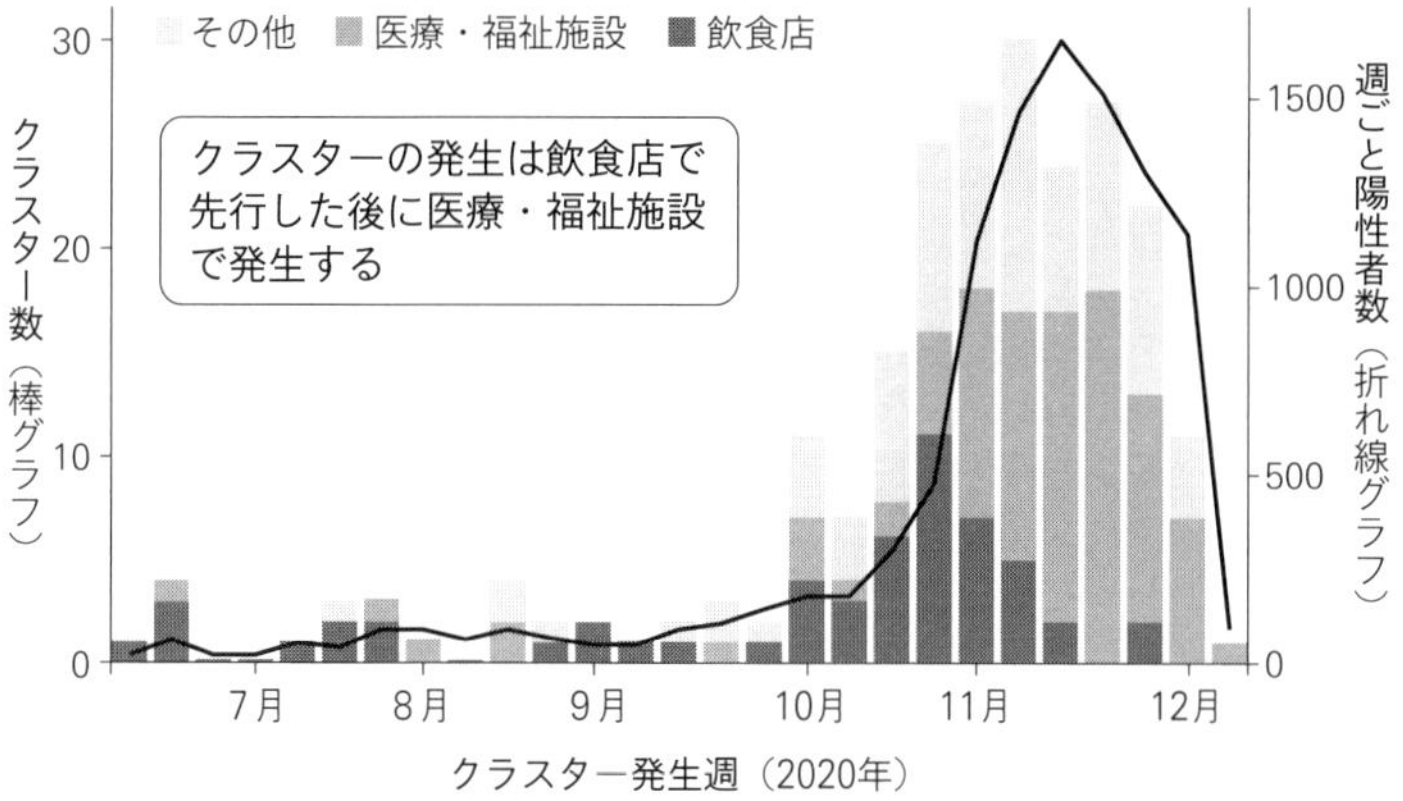

●第19回新型コロナウイルス感染症対策分科会（2020年12月23日）資料より

うことが判明しました。このため、菅首相には、「1度目の緊急事態宣言の時のように人との接触を8割減らすなどという一律かつ広範な制限をする必要はありません。飲食の場などリスクの高い場所に対するメリハリを付けた対策が重要なのです」と伝えましたところ、よく分かっていただけました。

――飲食店をターゲットにする対策は、「科学的根拠の薄い飲食店いじめだ」と批判する声もあります。

その根拠については20年12月23日の分科会の提言「現在直面する3つの課題」の中でデータやグラフを含めて説明してあります。また、その日の分科会後の記者会見でもデータを示して説明しました。

3月から始まった第1波では最初に海外から持ち込まれたウイルスによる感染者数のピークが来た後、少し遅れて、接待の有無を問わない夜の街・歓楽街での感染者数のピークが来ました。続いて、家族内での感染、院内感染がピークを迎えました。こうしたことがデータから読み取れます。

つまり、歓楽街や飲食を介しての感染が感染拡大の契機であり、家族内感染や院内感染は、その結果で起きているのです。感染を沈静化させる「急所」が、「飲食店での感染対策」なのです。

クラスターの発生を見ても、飲食店で先行し、その後、医療施設や福祉施設で発生しています。

また、米スタンフォード大学などの研究チームは20年11月、英科学誌「ネイチャー」に、セルフサービスではなく、店員が注文を受ける飲食店が最も感染リスクが高いとする研究結果を発表しました。

国立感染症研究所などによる、その後の研究でも、飲食の場が感染拡大の要因になることを裏付けました。21年6～7月に東京都内の5つの医療機関の発熱外来などを受診したワクチン接種歴のない成人753人を対象に、感染の有無と行動歴の関係を分析しました。飲酒を伴う会食（飲み会）に参加した人が新型コロナウイルスに感染するリスクは、参加しなかった人の2倍に上るとの結果が出ました。

宣言発令は遅かった？

——分科会がもっと早く2度目の緊急事態宣言を出すよう政府に強く働きかけるべきだったのではないか、との意見もあります。

確かにこの時期、様々な議論がありました。緊急事態宣言は結局、４度発令することになったのですが、その中で2度目の緊急事態宣言が私としても最も悩みました。２０２０年8月7日に分科会が出した提言書には、「宣言を出すか出さないかの判断は国や自治体が行うものだ。私たち専門家は感染状況を示す『ステージ』の判断の材料は示すが、宣言の判断は我々がやるべきではない」という趣旨が書かれていました。

そのため、我々専門家は政府や自治体に緊急事態宣言の発出を促すために、12月末頃になると、たびたび、状況悪化のシグナルを送りました。記者会見でも、「このままでは医療が逼迫する」「各地で新型コロナの診療と通常の医療との両立が困難になっている」「東京都内の感染拡大が周辺地域にも影響している。感染を抑えるため、できることは何でもやるべきだ」「東京は感染拡大が継続しており、近隣県に感染が染み出している。東京を中心とした首都圏の感染を下方に転じないと、全国の感染も止めることが難しい」などと警告を発してきました。しかし、我々からは「緊急事態宣言を出す時期だ」とは言えません。

そうした中、20年12月30日に東京都新型コロナウイルス感染症モニタリング会議で、国立国際医療研究センター国際感染症センター長の大曲貴夫《おおまがりのりお》先生は、「1週間後を待たずに、確保した病床を超える入院患者が出る可能性もあり、破綻の危機に瀕している」と強い表現で警鐘を鳴らしました。このことは、東京都が緊急事態宣言の発出を出すべきステージ４の状態を認めたということです。

それまでは、記者から「そろそろ、緊急事態宣言を出した方がいいと思いませんか」と聞かれることが多かったのですが、分科会会長としてはコメントできませんので、「個人的には」と断った上で、「このまま感染拡大が続くと、さらに医療が逼迫することは明らかだ。そうなると、救える命が救えなくなる。国の後押しのもと、都道府県知事はリーダーシップを発揮して対策を取ってほしい」と訴えるほかありませんでした。こうした経緯のため私としては緊急事態宣言を出すのが遅れたんじゃないかな、という思いがありました。その後、感染状況を示すステージの仕組みを改定した際、専門家も意見を言うことができるように変えました。

結局、私たち専門家は12月31日の分科会の勉強会で、緊急事態宣言を出すべきだということを皆で決めました。結果的には東京、埼玉、千葉、神奈川の1都3県の知事は21年1月2日、西村大臣と面会して緊急事態宣言を再発令するよう要請し、菅義偉首相は7日に緊急事態宣言を発令しました。

分科会でも「ルビコン川」

——コロナの対策を分析する政府の専門家会議が2020年2月24日に「これから1～2週間が収束できるかの瀬戸際」などと、強いメッセージを出し、その際の思いを尾身さんは「ルビコン川を渡る」と話していました。その後、「あたかも専門家会議が政策を決定しているような印象を与えてしまった」として、専門家会議が改組され、「分科会」となりました。専門家会議の時と、分科会の時

では、発信の仕方に違いがありますか。分科会は相手が官邸なので、提言や見解の取りまとめを自制されたことはあったのでしょうか。

発信の仕方については、基本的には同じです。つまり専門家会議や分科会で我々の評価や提案が決まれば、それをその後の記者会見やブリーフィングで社会に対して説明するという点では変わりありませんでした。

しかし、違いもありました。

専門家会議は元来、厚生労働省のもとにある会議で、メンバーは医療関係者が主で、行政官と我々の関係は非常に弾力的で融通性があったと思います。会議の内容などについても気楽に相談できる雰囲気でした。一方、分科会は経済学者など医療関係者以外の人も参加し、しかも法律でしっかりと定義された会議です。専門家会議と比べてある意味、融通性には欠けていました。どちらの会議にしても、私たちは「言うべき重要なことは言う」という点は変わりなかったです。極めて重要なことについては我々は考えをはっきりと主張しましたが、表現の方法ではなるべく政府にも理解してもらえるような工夫をしたことは、もちろんあります。

私は、これまで、提言を実現させるため、政府と交渉する役割も担ってきました。専門家は机上の空論、まったくの理想論を提案しても意味がないと思っています。それには批判もあるようですが、できもしないことを言っても自己満足でしかありません。だから、政府が頑張ればできるところを提案してきたつもりです。

待望のワクチン登場

国内初となる新型コロナウイルスワクチンの接種が2021年2月17日、医療従事者への先行接種から始まった。その後、希望する全国民を対象に接種することになる。世界で初めて実用化されたこのワクチンは、「メッセンジャーRNA（mRNA）ワクチン」という種類のものだ。コロナウイルス表面にある特有のたんぱく質を人間の体内で作りだし、それに対する免疫を引き起こすことで、重症化や感染を予防する。ウイルスが変異しても比較的短期間に対応するワクチンを作ることができる。新型コロナ収束への切り札として期待される。

――国民の期待が高かったワクチン接種が始まりました。

このワクチンは我々が当初考えていたより、副反応は一定程度あるものの、有効性が高く、優れたワクチンでした。

分科会は、「ワクチン接種の優先順位に関して医療従事者や高齢者、重症化リスクが高い人に優先的に接種すべきだ」「効果や副反応についても国は情報を丁寧に発信すべきだ」などと提案しました。しかしそれ以降は、ワクチンに関する案件は「厚生科学審議会予防接種・ワクチン分科会」という厚労省の別会議で取り扱うことになり、ワクチンに関する議題は分科会やアドバイザリーボードのマターではなくなりました。したがって、我々専門家が「海外ワクチンの調達は十分か」「国産ワクチンの製造・開発を急げ」などの論点で、多くの時間を費やしたことはありませんでした。

菅首相はワクチン接種率向上について極めて強い思いがおありでした。ある日お会いした際、「医療従事者は現場に立って国民を守っているので優先されるべきですが、高齢者も先に打った方がいいですよね」と申し上げた時、我が意を得たり、という感じでした。

ワクチンは、発症を一定程度予防し、死亡者や重症者の発生を減らし、医療の逼迫やコロナのまん延を防止するために、とても重要な役割を担っています。ただし、ワクチンを打つか打たないかは、最終的には個人の判断です。誰にも強制されるものでもありません。もちろん、公衆衛生の専門家としては、できるだけ、多くの国民にワクチンを打ってもらいたいのですが、無理強いはできません。だから、ワクチンを打っている人と、打っていない人の間に、差別・偏見が生まれないように注意する必要があります。

もちろん、ワクチンは体質的に打てない人もいます。それなのに、ワクチン接種者ばかりが優遇され、「特典」が得られるような政策はいけません。このように、ワクチンは国民の分断を生むリスクをはらんでいます。正確な情報を皆で共有する必要があり、国民一人ひとり、理解を深めてほしいと思います。

【進まぬ国産ワクチン開発】

「ワクチン後進国」と陰口を叩かれることもある日本は、やはり、コロナワクチン開発でも世界に後れを取った。新型コロナウイルスが確認されてから、わずか約1年という記録的な速さでワクチンを実用化したのは欧米などの製薬会社だった。２０２３年５月現在、国産ワクチンは一つも承認されていない。

日本では、医療新興企業アンジェスが大阪大と共同で、ｍＲＮＡワクチンと同様にウイルスの遺伝情報を活用するが、別の作用機序で免疫をつける「ＤＮＡワクチン」を開発し、有効性などを確かめる治験を行っていた。しかし、期待する効果を上げることは難しいと判断し、22年９月、開発中止を決めた。

塩野義製薬は、ウイルスの遺伝子情報からウイルスを特徴付けるたんぱく質を作り、精製後に投与する「遺伝子組み換えたんぱくワクチン」を開発して治験を行い、22年11月、厚生労働省に承認を求める申請を行った。承認されれば、初めての国産ワクチンとなる。第一三共は23年１月、開発中のｍＲＮＡワクチンについて、厚生労働省に製造販売の承認申請をしたと発表した。ただ、米製薬大手ファイザーが開発したワクチンが日本で承認されたのは21年２月のことで、日本は「周回遅れ」となった。

日本でワクチン開発が進まない背景に、副反応による健康被害で予防接種が中止になるなどの事態が過去にあり、製薬企業も政府もワクチン開発に及び腰になったことがある。例えば、１９８９年に接種が始まったＭＭＲワクチン（はしか、おたふくかぜ、風疹の３種混合）は、接種した子どもたちに高熱などを伴う無菌性髄膜炎が多発して、４年後の93年に接種を中止した。このような状況下で日本は、ワクチン開発の知識が蓄積されず、人材も育たなかった。

特措法と感染症法の改正

コロナ対策を強化するための改正新型インフルエンザ等対策特別措置法、改正感染症法が2021年2月3日に成立した。休業や営業時間短縮に応じない事業者や入院を拒否した感染者に行政罰である過料を科すことができるようになった。13日から施行された。菅首相は成立を受け、「支援策と行政罰をセットにし、(コロナ対策の)実効性を高めるものだ。感染者数は減少傾向にあるが、さらに減少させるために法律を生かし、効果をあげていきたい」と語った。

——改正特措法は、緊急事態宣言の対象区域で、都道府県知事が飲食店などの事業者に休業や時短営業を命令できるようにしました。応じない場合は30万円以下の過料を科すことができます。改正感染症法は、感染者が入院拒否したり、入院先から抜け出したりした場合の罰則として50万円以下の過料を科すことができます。また、保健所の調査への拒否には30万円以下の過料を科すこともできるようになりました。法律改正の評価は?

従わない場合には罰則を科すという話について分科会では、詳しく議論することはありませんでした。しかしその中で、罰則よりはインセンティブ(動機付け)を与えて、対策を実行する方が良いのではないか、ということは政府に伝えました。

まん延防止等重点措置を新設

――改正特措法では、緊急事態宣言発令の前段階で知事が感染抑止策を講じることができる「まん延防止等重点措置」も新設することにしました。この段階でも法的裏付けを持って事業者に営業時間の短縮などを命令できます。

まん延防止等重点措置は、緊急事態宣言を出さなくて済むように対策をとるための措置です。初めてステージ3、4の考えを出した時には、まだまん延防止等重点措置は新設されていませんでした。しかし、重点措置が新設されると、ステージ3が重点措置、ステージ4が緊急事態宣言という考え方が定着しました。

重点措置は有効な手段ですが、出すタイミングが難しいです。なぜかというと、早く出してしまうと、人々の共感や理解が得られず、空振りしてしまうかもしれない。遅すぎると、感染者数を下げるのに時間がかかって、医療の逼迫が継続してしまう。そういう難しさがありました。

【感染症法と特措法】

感染症の予防及び感染症の患者に対する医療に関する法律（感染症法）は、感染者の人権を尊重しつつ、良質かつ適切な医療を提供することで、感染症の発生を予防し、まん延の防止を図ることが目的の

緊急事態宣言とまん延防止等重点措置の違い

緊急事態宣言		まん延防止等重点措置
感染状況が最も深刻な「ステージ4」相当で発令	目安	感染状況が2番目に深刻な「ステージ3」相当で適用
都道府県単位	対象区域	市区町村単位または一部地域
営業時間短縮と休業を要請・命令	飲食店などへの対策	営業時間短縮のみ要請・命令
30万円以下の過料	命令違反の罰則	20万円以下の過料

法律だ。

感染症を症状の重さや病原体の感染力などを踏まえて、「危険度」が高い順に1類から5類に分類。加えて、①全国的かつ急速なまん延により国民の生命及び健康に重大な影響を与える恐れがある「新型インフルエンザ等感染症」、②既知の感染症で、1類から3類感染症と同等の措置を講じなければ、国民の生命及び健康に重大な影響を与える恐れがある「指定感染症」、③未知の感染症で、重篤かつ国民の生命及び健康に重大な影響を与える恐れがある「新感染症」――も指定することができる。感染症の種類ごとに、どのような医療機関に入院させ、どのような措置を実行できるかなどを定めている。

新型コロナウイルスは2020年1月、指定感染症に指定され、21年2月から新型インフルエンザ等感染症に変更となった。新型インフルエンザ等感染症は、入院勧告や医療費の公費負担、外出の自粛要請などの点で2類またはそれ以上の強めの措置を取ることができるので、「2類相当」などと言われる。一方、季節性インフルエンザは5類感染症だ。

新型インフルエンザ等対策特別措置法（特措法）は、新型インフルエンザ及び全国的かつ急速なまん延の恐れのある新感染症（未知の感染症）に対する対策の強化を図り、国民の生命・健康を保護し、国民生活・国民経済に及ぼす影響が最小となるようにすることを目的に施行された。

法律では、事前の準備として、国、都道府県、市町村が、新型インフルエンザなどが発生した場合、どのように行動するかを明記した「行動計画」を策定するとしている。新型インフルエンザなどが発生したら、国や都道府県は対策本部を設置。国の対策本部は、どのような対策を講じるかをまとめた基本的対処方針を策定する。甚大な影響を与えそうな場合は、緊急事態宣言を発令し、外出自粛やイベント開催制限の要請、臨時の医療機関の設置などができる。

特措法改正に伴って21年2月に新設された「まん延防止等重点措置」は、都道府県ごとに発令する宣言とは異なり、市町村ごとや一部地域など対象を絞って適用することができる。事業者への休業要請など厳しい対策は想定しておらず、飲食店などの店舗や施設に対しては、従業員への検査受診の勧奨、症状のある者の入店・入場禁止、営業時間の短縮要請などを行うことができる。

緊急事態宣言とまん延防止等重点措置の違いは、発出の目安が緊急事態宣言は感染状況が最も深刻なステージ4相当、まん延防止等重点措置は2番目に深刻なステージ3相当の段階だ。飲食店などへの対策は緊急事態宣言が「時短と休業の要請・命令」であるのに対し、まん延防止等重点措置は「時短の要請・命令」のみで、休業要請はできない。

2度目の宣言解除

1都3県に発令されていた2度目の緊急事態宣言は、期限の2021年3月21日をもって解除された。2か月半にわたった宣言はすべて解除された。この日に確認された感染者数は1119人で、前日より405人減った。菅首相は同日、「決して気を緩めることなく、変異したウイルスを警戒し、リバウンド（再拡大）を防ぐ。一進一退はあっても、必ず先に明かりが見えてくる」と国民に訴えた。

――2度目の緊急事態宣言を解除するにあたり、対策が緩くなって感染者が再び増えるリバウンドへの不安はなかったのでしょうか。

解除には諸手を挙げて賛成というわけではありませんでしたが、緊急事態宣言の発令や解除などの時に政府から諮問を受ける「基本的対処方針等諮問委員会」のメンバーは誰一人、緊急事態宣言の解除に反対しませんでした。なぜならば、医療体制、感染状況ともに既に示していた基準を満たしていたからです。しかし、同時にメンバーのほとんど全員がリバウンドについての強い危機感を表明していました。

これからの一番の課題は、リバウンドの大きな山をどう防ぐかということです。小さな山が起きることは織り込み済みで、実際、緊急事態宣言期間だったにもかかわらず、自粛疲れもあったのか、若い人の感染や高齢者のカラオケによる感染なども起きていました。

引き続き、感染リスクの高い集団や場所での無症状者の検査や、変異ウイルスのモニタリングを行い、リバウンドの予兆を早めに捉えることが大切です。国や自治体が、国民にお願いするだけでなく、今まで以上に汗をかかなくてはならない局面を迎えていると思います。2度の緊急事態宣言を経験し、国民は「自粛疲れ」「コロナ疲れ」しており、要請に従っていただけないケースが増えてきていました。リバウンドさせないために、分科会は予兆を早く突き止める指標について示しました。

宣言が解除されたからといって、コロナ前の生活に戻ることができるわけではありません。年度終わり・年度始まりの時期を迎えており、人の移動が多くなることが予想されます。気を許せば、感染が再び拡大する危険性があります。①歓送迎会は換気が良い店を選び、参加者をできるだけ少人数とし、料理は1人前ずつ取り分けて行う、②食事の時は黙って食べる、③会話する時はマスクをする――などの感染対策を徹底してほしいと思いました。

――1月初めのピークを境に感染者数が急に下がりました。これは、なぜでしょうか。

忘年会の要素がなくなったことが大きいからだと考えられています。もちろんその後、飲食店に時短などを求めた緊急事態宣言の効果も出てきました。また、感染者が急増して保健所が逼迫したため、濃厚接触者の調査や積極的疫学調査が行われなくなり、見かけ上、感染者が減ったのではないか、との指摘もあります。そういう要素も一部あったと思いますが、それは主な原因ではないと感じています。疫学調査が首都圏でできなくなったのは、それよりかなり前からですから。

コロナは「首都圏問題」

――第3波まで経験し、どのようなことが気になりましたか。

コロナが上陸してからの日々を振り返って突き詰めると、人口や社会経済活動が活発な「東京を中心とした首都圏問題」だということが分かります。これは政治的な意味ではありません。例えば、地方で家庭内や職場でクラスターが発生しても、都市部と比べ人間関係などもより明確なので原因がそれなりに分かって説明がつきます。しかし、匿名性の高い、特に東京の場合はそれが難しい。家庭内や職場の感染など結果は見えているのですが、地方と違ってその原因が分かりづらい。いわゆる、「リンクが追えない」ということです。このようにして東京が感染の出発点となり、地方にしみ出ていく。

緊急事態宣言が解除されても、東京では感染者数があまり下がらない状況が続いていました。その原因として、隠れた感染源があり、秘かに感染者が増えているのではないか、と私たちは恐れていました。

「ダメ」「ダメ」だけではなく

――窮屈な生活を強いられている国民に協力を得るためには、どのようなことが必要ですか。

飲食店の人は経営的ダメージが大きいから時短を早く解除してほしい。また、学生などは青春を楽しめなかったという思いがある。これは若者にとっては一生に一度の青春ですからつらいですよね。そうした気持ちは私どもにもよく分かります。そういう人たちも含め、感染が早く下火になってほしいと願っています。そのためにやるべきことは市民に納得感のある政策の実行です。感染者数を下げたいと思っている人の思いと、時短で経済的ダメージを受けている飲食店の人の思いは、感染対策と経済のどちらに重点を置くかが少し異なっています。その両者にとって納得感のある政策の実行が求められます。

このウイルスとは長い付き合いになるのですから、これからずっと、外食をしないということはありえない。どこまでなら店を開けていいのか、どこからがダメなのか、店の人にとって一定程度の納得感が必要です。つまり、今までは「ダメよ」ばかり言ってきたのですが、これからは、一部「ダメよ」も残りつつも、「いいよ」も言わないと、国民全体の納得感が得られないと思いました。

元の生活には戻らない

――感染の波が一つ終わり、油断をすると再び感染者が増えるという繰り返しです。ワクチン接種がやっと日本でも始まった一方、感染力が高いとされる変異ウイルスも出現しました。

変異ウィルスの出現はこれからも起こる可能性があると思います。感染力がさらに増す可能性は否定できません。また、免疫を潜《くぐ》り抜ける、いわゆる免疫逃避するウイルスも出てきます。「コロナ発生から3年もすれば元の生活に戻れる」という期待があると思います。しかし、ワクチンによって、ウイルスが1、2年で完全に駆逐されることはないと思います。もうしばらく、大きさはともかくとして感染の波を繰り返す可能性があると思います。

日本は、これだけの犠牲者と経済的な損失を出しているわけですから、このコロナの経験を契機に「感染症に強い社会」を作る必要があります。2009年、新型インフルエンザが感染拡大を起こした時、保健所や検査体制の強化、医療体制の整備などを進めるべきだと反省したのに、教訓は生かされませんでした。日本社会は、コロナでも同じ過ちを繰り返さないようにしなくてはいけません。

せっかく、①分散型や小規模の旅行、②テレワーク、③IT基盤の強化、④医療の体制強化、⑤下水中の人由来の新型コロナウイルスを調べることで、地域のまん延状況や、特定の施設における感染の有無などが分かる「下水サーベイランス」――などの重要性に気づいたのに、感染の波が一つ去ると忘れてしまうのでは意味がありません。コロナは、私たちの生き方さえも変えさせるほどの強烈なインパクトをもたらしている感染症だと言えます。

第6章

東京五輪

官邸と専門家の衝突

近代オリンピックとしての第1回大会が1896年に五輪発祥の地・アテネで開かれて以来、大会が延期になったのは初めての出来事だった。1年延期となっていた東京五輪の開催が迫る中、観客を入れるなど「完全な形」での五輪開催を目指す政府と、感染者増加による医療逼迫を懸念して五輪開催方法の見直しを迫る新型コロナウイルス感染症対策分科会（分科会）の意見が衝突した。「今の状況で（開催するのは）普通はない」。分科会の尾身茂会長の発言が波紋を呼ぶ。緊急事態宣言の下、2021年7月23日に無観客で五輪が開催されるという異常事態となった。国民に対する説明が十分ではなかった菅義偉首相は、退陣への道を歩むことになる。

政府案に「NO」

政府は2021年4月1日、緊急事態宣言に準じた対策が可能となる「まん延防止等重点措置」を、大阪府、兵庫県、宮城県の6市を対象に初めて適用することを決めた。同月5日から大型連休を含む5月5日までの1か月間、集中的な感染防止策を講じる。

ちなみに、首相がコロナ対策の緊急事態宣言などを発令する際に諮問を受け、意見を述べる「基本的対処方針等諮問委員会」は「基本的対処方針分科会」に、「新型インフルエンザ等対策有識者会議」は「新型インフルエンザ等対策推進会議」に名称変更された。両組織とも法的位置づけがあいまいだったことから、特措法で明確に位置づけられたのを機に、名称が4月1日に変更された。様々な提言を行ってきた「新型コロナウイルス感染症対策分科会」と基本的対処方針分科会は、いずれも尾身氏が会長を務め、新型インフルエンザ等対策推進会議の下に置かれた。

――大阪府の新規感染者は、関西圏で緊急事態宣言が解除された2月28日は54人だったのに、1か月後の3月31日には599人に急増しました。兵庫県でも同じ期間、26人から211人に膨らみました。宮城県は31日に過去最多の200人を記録しました。1都3県に発令されていた2度目の緊急事態宣

言が解除されてから2週間もたたないうちに重点措置を適用せざるを得なくなりましたね。

第4波に入りました。この時期、卒業や人事異動の時期と重なり、会食など接触の機会が増えたと思います。このため、3府県では、各知事が飲食店に営業時間短縮を要請しましたが、感染拡大が収まらず、病床も逼迫し始めました。

また、厚労省のアドバイザリーボードの分析結果でも明らかなように、関西圏で変異ウイルスの割合が増え、それが他の地域にも広がる懸念がありました。恐れていた通り、首都圏や沖縄で感染が拡大し、それぞれ、重点措置が適用されることになりました。それでも、感染の波は収まりませんでした。3度目の緊急事態宣言が21年4月25日、東京、大阪、京都、兵庫の4都府県に出され、百貨店や酒類を提供する飲食店などが休業することになりました。

――首相が緊急事態宣言などを発令する際に諮問を受け、意見を述べる「基本的対処方針分科会」は緊急に開催されることが多く、あまり議論する時間がないため、基本的には政府案を粛々と了承することが多かったのですが、初めて反旗を翻しました。

政府は5月14日、基本的対処方針分科会に、北海道を引き続き「まん延防止等重点措置」に、岡山と広島の両県は重点措置の追加適用を受けるという案を示しました。しかし、北海道、岡山、広島の3道県の感染状況はいずれも国の指標で最も深刻な「ステージ4」を示す赤色の数値ばかりが目立ちました。

このため、分科会のメンバーが、「北海道の医療機関からは悲惨な叫びが聞こえる」と、北海道を宣言対象に加えるように訴えるなど、政府案の見直しを迫りました。基本的対処方針分科会は3道県に緊急事態宣言を発令すべきだと政府に伝えました。

それを受けて政府は、急きょ、3道県に緊急事態宣言を発令することに方針転換しました。基本的対処方針分科会が、単に政府案を追認する組織ではないことを示す一例となりました。

五輪開催「普通はない」

政府は2021年5月28日、東京など9都道府県に発令されていた3度目の緊急事態宣言について、6月20日まで延期することを決めた。感染状況はいまだ厳しい中、政府は東京五輪の開催に向けて準備を進めるが、国民世論は開催賛否で揺れていた。これに対して尾身会長が6月2日、衆議院厚生労働委員会で「今の状況で（開催するのは）普通はない」と発言した。この日に確認された感染者数は3037人で、前日より395人増えており、油断できない状況が続いていた。

——感染力が高いインド由来の変異ウイルス「デルタ株」の流行が始まり、「第5波」襲来の可能性が高まってきました。東京五輪開催について、どのような危機意識を持っていましたか。

日本政府および国際オリンピック委員会が、東京五輪を開催したいという強い意志があることは、我々は十分に知っていました。ただ、専門家として強調したのは、オリンピックの開催の有無にかかわらず、夏休み、4連休、お盆が来て、人の流れが確実に多くなり、しかも、変異ウイルス「デルタ株」が流行しており、感染拡大に伴い、医療が逼迫する危険性が高いということです。その上、東京五輪（7月23日〜8月8日）が有観客で開催されたら、感染対策に協力してもらうよう求めていることと矛盾が生じてしまう。

そのような認識を持っていた状況で私は週に2、3回、衆議院厚生労働委員会に参考人として出席し、五輪開催の是非などを聞かれていました。6月2日の衆議院厚生労働委員会では、ある議員から「感染対策を呼びかけることが求められる中で、オリンピックだけを特別扱いにして行うことが社会に対してどういうメッセージを与えることになると思いますか」と聞かれました。

それに対して私は、「これだけ厳しいパンデミックの状況のなかで、しっかりした目的や感染防御をしっかり説明しないまま、開催することは普通はない。そういう状況のなかでやるということであればオーガナイズする人たちの責任として、開催の目的を明確にし、感染拡大をいかに防ぐかということを十分説明する必要があります。それがオリンピックを主催する人の義務だ」という趣旨のことを申し上げました。

「普通はない」という言葉だけが強調され、報道されましたが、この言葉はまさに本音でもありました。感染リスクが高くなる要因が重なっており、医療が逼迫する可能性も高いことが分かっているのに五輪を開催するというのなら、覚悟を決めて対策を取ってほしいという思いがありました。

この思いは私の考えだけでなく、多くの専門家たちの共通の思いでした。

国民は東京五輪の開催がどうなるか心配していました。このような感染状況でも五輪を開催したいのなら、政治のリーダーたる者は、なぜ行うのか、目的を説明する必要があると思います。例えば、「専門家が感染拡大の恐れがあると言っているが、五輪の開催は国際的に約束したのだから、責任ある国家としては開催する義務がある。選ばれた選手には実力を十分に発揮してもらいたい。そのためには、ＩＴなどを駆使して万全の感染対策を整えて開催する」などと国民に理解を求めてほしかったのです。

【五輪開催は世論を二分】

読売新聞社が２０２１年６月４～６日に行った全国世論調査によると、東京五輪・パラリンピックについては、「開催する」が50％、「中止する」は48％で、世論が二分された。「開催」の内訳をみると、「観客数を制限して開催」が24％、「観客を入れずに開催」は26％だった。

「バッハ会長、なんで来るのか」

――国際オリンピック委員会のトーマス・バッハ会長がパラリンピック開会式のために再来日したことに関して、尾身さんは２０２１年８月25日の衆議院厚生労働委員会の閉会中審査で、「なんで来るのか。銀座も行ったでしょ」と言ったことも話題になりましたね。

本来ならば、「オリンピック委員会のリーダーは五輪主催国である国の感染状況や国民感情を十分考慮していただきたい」と丁寧にいうところでした。しかしあの当時、会議やら記者会見やらが連続し、私はかなり疲れていて、しかもこの質問は突然、私にふられたために不意を突かれ、つい本音が出てしまいました。バッハ会長には、五輪主催国である感染状況と日本国民の感情を考慮するのが当然だと思っていたので、ついこんな言葉が出てしまったんだと思います。発言の最後に、これは（分科会の会長としてではなく）一個人の発言だと付け加えましたが、いずれにしてももう少し丁寧に答えるべきでしたね。

「自主研究」と切り捨てられる

尾身会長ら旧専門家会議や厚労省クラスター対策班などの関係者で組織する「コロナ専門家有志の会」は2021年6月18日、東京五輪・パラリンピックに伴う感染拡大の抑制に向け、「無観客が望ましい」とする提言をまとめ、大会組織委員会の橋本聖子《はしもとせいこ》会長らに提出した。提言を作成中だという情報を聞いた田村憲久《たむらのりひさ》厚生労働相から「それは自主研究だ」と指摘された。

――提言をめぐり、専門家のなかでの議論、政府とのやりとりはどのようなものがあったのでしょうか。

専門家は当初、開催そのものの是非に言及すべきではないと思っていました。なぜならば、五輪は世界の様々な国、企業、関係者が絡んで開催される、文字通り国際的イベントで、我々が委嘱されているのは国内の感染対策に関する助言です。したがって、五輪について発言するつもりはありませんでした。実際、3月10日の衆議院厚生労働委員会でその趣旨の発言をしました。

しかし、6月になると感染状況は厳しくなりました。五輪・パラリンピックは、その規模や社会的注目度が通常のスポーツイベントとは別格である上に、開催期間が夏休みやお盆と重なります。大会開催を契機として、全国各地で人流や接触の機会が増え、感染拡大や医療逼迫のリスクがあると思いました。会場に観客を入れると、全国民に「感染対策を緩めても良い」という矛盾したメッセージを与える危険性もあるとして、「無観客が望ましい」と考えました。

提言を作成するに際して、「無観客が最もリスクが低い」という言い方が良いのか、「無観客にすべきだ」が良いのか、ギリギリまで頭を悩ませました。私たちの役割はリスク評価なので、いったんは「無観客が最もリスクが低い」という表現でまとまり、夜11時くらいに散会しました。翌日の朝、提言を発表することになっていました。

自宅に帰って寝ようとしたのですが、どうも気になって眠れない。「無観客が最もリスクが低い」だとデータに基づく中立的な表現で、政治家や国民、一般社会にメッセージがクリアに伝わるのだろうか、と不安になりました。朝になったら、「無観客が望ましい」という表現がいいのではないか、と思うようになりました。これなら我々の思いを伝えているが、専門家としての一線を越えていないと思いました。ということで、朝、急きょ、みんなにメールして、意見を聞いたら特に反対がなかったので、「無観客が望ましい」に決まったんです。

この提言に対し、田村厚労相から「自主研究だ」と指摘されましたが、私自身は大臣として当然の発言だと思って、特に違和感はありませんでした。田村大臣と私は、かなり頻繁に意見交換をする機会があったので、お互いの考えは理解していたと思います。

感染症の専門家だけで提言

――この提言は分科会としてではなく、専門家有志の会として出されました。分科会としてはコンセンサスが得られないから、感染症の専門家の方々で自主的に出されるという形になったと報道されました。

国会では当時、与野党議員が感染状況や五輪開催の是非などについて議論しており、分科会で議論すべきだという指摘もありました。

しかしそもそも、政府はオリンピックのことを分科会で議論するという考えはありませんでした。私自身もこれは分科会という正式の会議で議論するよりも有志でやるべきだと思っていました。このオリンピックについては、感染症の専門家の間で、かなり長い間つっこんだ議論をしてきました。

我々感染症の専門家が提言を出そうと思った理由は、何度も言いますが、オリンピックの開催の有無にかかわらず、夏休み、4連休、お盆が来て、人の流れが確実に多くなり、しかも、変異ウイルス「デルタ株」が流行しており、感染が拡大し、医療逼迫が起こることがまず間違いないという判断をしていたからです。

そうした中、政府が観客数の上限などについて6月20日以降に決めるとしていましたので、その前に橋本聖子組織委員会会長らに提言を出す必要があり、時間的余裕はまったくありませんでした。仮に分科会でやろうと思っても時間がかかってしまい、コンセンサスを得ることは無理だったと思います。

五輪提言もルビコン川

——分科会の前身である政府の専門家会議が2020年2月、「1~2週間が瀬戸際」などと強いメッセージを出した時の思いを、尾身さんは「ルビコン川を渡った」と表現されました。東京五輪に対する今回の提言も、分科会の役割を超えたように思えます。

そうですね。この時もかなり悩みました。やはり、五輪への提言も「ルビコン川」を渡ったような思いです。提言の内容以前に、東京五輪について提言すること自体が「ルビコン川」だったですね。我々は先ほど申しましたように3月の時点では、五輪について、何か発言するつもりはなかったのです。五輪を開催するのかしないのかについて言及するのは、そもそも我々の役目ではないと思っていました。

しかし、6月になると感染状況が厳しくなり、この状況を放っておくと、感染拡大に伴う医療の逼迫が起こることはほぼ間違いない。このことをしっかり言わないと我々の責任を果たせない、歴史の審判に耐えられないという思いが強くありました。このため今回は分科会ではなく、有志の会で再びルビコン川を渡ったわけです。

——21年6月4日に提言をまとめると表明された後、当初の予定より提出が、ちょっと遅れて18日になってしまった理由は。

これだけ国際的にも極めて重大な課題に対しての提言をまとめるとなれば、しっかりした根拠及び説得力のある提言を出すことが必要だと思っていました。しかし、内容が内容だけにどのようなデータを入れるか、どのような表現にするか、1、2週間ほぼ毎日夜遅くまで議論をする必要がありました。あえて遅らすという気持ちはなく、これだけの大事なことで、しかも記録に残ることになるので一言一句最後まで、みんなの間で詰めるためかなりの時間がかかったということです。また、オリンピック関係者や政府が観客を入れて開催したいと思っていたことは我々も十分認識していたので、我々も慎重に説得力のある文章を出そうと思いました。これらが遅れた理由です。

五輪観客上限1万人に

東京五輪・パラリンピック大会組織委員会は2021年6月21日、五輪会場の観客数の上限を収容定員の50％以内で1万人とすることを発表した。政府の大規模イベント開催方針を踏まえ、政府、東京都、国際オリンピック委員会（IOC）、国際パラリンピック委員会（IPC）とのオンラインでの5者会談で合意した。

――提言を出しても、無観客との結論になりませんでしたね。

提言を出した後、週末を挟んで3日後の21日、橋本会長から電話をいただき、「1万人」に決まったと聞きました。「ああ、やっぱりか」と思いました。オリンピック委員会や政府の強い意志を再確認した思いでした。

――橋本会長の言葉に落胆しましたか。

私も、それなりに年齢や経験を重ねてきましたので、政治のリアリティもなんとなく分かります。専門家が提言したからといって、そう簡単に採用されることはないだろうなとは思っていました。ただ、橋本さんの話をよく聞くと、最終決定ではなく、まだ採用の可能性もあるのではないかとも思いました。

――五輪観客上限数「1万人」と発表される5日前の6月16日、分科会は、緊急事態宣言とまん延防止等重点措置を解除した地域で、大規模イベントの参加人数制限を、「5000人以下」から「1万人以下」に緩和する政府案を了承していました。尾身さんは、西村康稔大臣に「東京五輪・パラリンピックの観客数上限とは関係ないですね」と聞き、「関係ない」との返事をもらっていたのですが、やはり、「1万人」でした。

これは、「え!」と思いました。あの時、西村大臣に確認していたのに、政府は、やはり、五輪の観客を「1万人」と言ってきたのですから。私は「無関係ですね」と確認したわけです。これも、やはり、政治のリアリティですね。「専門家の言いなりではなく、大事な問題については、我々政治家が決めるんだ」という思いがあるのだと思います。五輪の観客問題は西村大臣だけで決められるものではなく、「1万人」は政府全体の政策だったと思いますね。

緊急事態宣言下での五輪開催へ

東京など9都道府県に出されていた緊急事態宣言が2021年6月20日にいったん解除され、うち東京や大阪など7都道府県はまん延防止等重点措置に移行した。しかし、都内などの感染者が急増し、政府は方針転換を余儀なくされた。7月8日、東京に4度目の緊急事態宣言発令を決定した。期間は7月12日から8月22日までで、東京五輪は緊急事態宣言下で行われることが決まった。

——武漢由来の従来型ウイルスより感染力が強いとされる「デルタ株」という変異ウイルスが広がって感染者が急増し、4度目の緊急事態宣言を出さざるを得なくなりました。

患者数は21年5月から6月にかけて減少したものの、7月から再び増加に転じてきました。とりわけ、東京都では7月初め頃、ホストクラブなど接待を伴う「夜の街」関連の飲食店の従業員や客らの感染者数が急増しており、都は、感染防止対策を徹底していない接待を伴う飲食店への入店や、夜間の繁華街への外出などを控えるよう呼びかけました。

厚労省のアドバイザリーボードが7月7日、首都圏で新規感染者の増加が続き、東京では40〜50歳代を中心に入院者数、重症者数ともに増加するなど「今後も感染拡大が強く懸念される」との見解をまとめました。高齢者はワクチン接種で一定の効果がみられていますが、まだ、ワクチン接種が進んでいない40〜50歳代の重症患者が増加しているのが心配でした。

6月30日時点の都内の入院者約1550人のうち、40〜50歳代が600人超と4割近くを占めました。7月7日時点の重症者は62人で、40〜50歳代が28人と全体の45%にもなりました。デルタ株の流行が背景にあると見られます。「第5波」の到来を予感させる心配な事態となってきました。

——ところで、宮内庁長官が21年6月24日、天皇陛下がコロナの感染状況を大変心配されているとした上で、「国民の間に不安の声がある中で、ご自身が名誉総裁を務めるオリンピック、パラリンピッ

クの開催が感染拡大につながらないか懸念されていると拝察している」と述べました。コロナ禍、尾身さんは両陛下とお話ししたことはありますか。

両陛下とは20年にご進講するなど2度ほどお会いしました。宮内庁から要請されて伺いました。両陛下とも、感染状況などについて強いご関心がおありだということが感じられました。両陛下が質問を交互になされ、私がお答えするということであっという間に時間がすぎました。

一転、無観客開催に

東京五輪・パラリンピック大会組織委員会は2021年7月8日夜、東京と埼玉、千葉、神奈川の1都3県で行われる五輪競技は、それまでの「観客上限1万人」を覆して、無観客で開催すると発表した。同日行われた国際オリンピック委員会などとの5者会談と、関係自治体を交えた協議会で決定した。東京に緊急事態宣言が発令されることが決まったことを踏まえて、感染拡大への国民の不安に配慮する必要があると判断した。

——結局、コロナ専門家有志の会が提言された通り、五輪は無観客での開催となりました。このニュースをどのように受け止めましたか。

この日、5者会談が開かれ、五輪の観客問題が討議されており、事態は緊迫していることを知っていました。無観客となったとの結論を聞いても、それほど驚きませんでした。

私の個人的な受け止めですが、首相の話しぶりなどから政府は当初から、無観客の可能性も多少はあるのではないか、と感じていました。「観客上限1万人」と公表した時も最終決定ではないと言っていたし、これまで無観客を完全否定したこともありませんでした。もちろん、政府は観客を入れて五輪を開催したいという強い気持ちがあったことは明らかですが、世論なども考慮し、無観客となることもありえると思っていました。

観客を入れても、私は、会場内での感染爆発の可能性についてはそれほど大きくないと思っていました。しかし、観客を入れたら、テレワークなどによって人と人とが接触する機会を少なくしてほしいと国民に求めていることと矛盾したメッセージを送ることになります。政府は最終的には、良い判断をされたと思います。

ただ、油断することはできません。夏休みが近づき、若者を介して全国に感染が拡大する危険性があります。分科会会長名で7月16日、談話を発表しました。「7月から8月下旬にかけての2か月は、4連休、夏季休暇、お盆、オリンピック・パラリンピックなどが集中するため、1年以上の新型コロナウイルスとの闘いにおいて、正に山場だと考えています」との現状認識を示した上で、「オリンピックの応援は自宅で行ってほしい」と訴えました。本来ならば、親しい人と集まって応援したいところですが、我慢して、ご家族など普段から会っている人と家での応援をお願いしました。

そのほか、都道府県を越えた移動、普段会わない人や大人数・長時間での飲食は控えめにしてほしいとも訴えました。

――東京五輪は21年7月23日から8月8日までの17日間、東京パラリンピックは8月24日から9月5日までの13日間、それぞれ無観客で開催されました。尾身さんはテレビで観戦されましたか。

競技をテレビで見るということはほとんどなかったです。夜のニュースの中で、ちょっと見たという感じです。無観客ですが、選手たちが競技しているところを見て少し安心しました。この頃、デルタ株による感染拡大が続いており、頭の中はコロナ対策のことでいっぱいでした。感染状況が緊迫化しており、五輪を楽しもうという余裕がなかったというのが本音です。

１９６４年の東京五輪の時は、私がまだ子どもだったこともあり、純粋に楽しめました。一番記憶に残っているのは、日本のお家芸・柔道の無差別級決勝です。日本国民の期待を背負った神永昭夫選手と、オランダの巨人アントン・ヘーシンク選手が対戦しました。ヘーシンク選手が神永選手を抑え込みで一本勝ちした直後、喜んで畳に駆け上がろうとしたオランダ関係者を、手を挙げて制しました。柔道の精神を理解したヘーシンク選手の誠実な姿勢に感動したことを今でも鮮明に覚えています。思えば、約60年前の東京五輪は純粋な思いでテレビの前で応援しましたね。

五輪開催で感染拡大したか

――東京五輪は結局、感染を拡大する要因になったのでしょうか。

大会組織委員会は、選手や関係者の移動範囲を限定し、外部との接触を遮断する感染対策「バブル方式」を導入しました。これは、大きな泡で来日する選手らを関係者エリアの中に包み込むような対策です。具体的には、外国人選手らは空港から専用バスでホテルに入り、貸し切りフロアの部屋で生活する。練習や出場する時には会場などへも専用バスで向かい、一般国民と接触する機会を作らないようにします。ただ、選手・関係者は数万人規模となるだけに、空港で一般客と完全に動線を分けることが難しいなど、「抜け穴」があるのではないか、と指摘されたこともありました。

実際には選手村や競技会場などに出入りする委託業者、一部の選手の感染が明らかになりました。しかし、バブル内での感染は散発的で、私は大きな問題と考えていませんでした。選手へのワクチン接種が進んでおり、バブル内で感染拡大が起きるとは思っていなかったからです。

心配だったのは、五輪会場以外での感染状況です。五輪開催前の2021年7月12日、東京都に4回目の緊急事態宣言が出されました。その後、東京五輪が始まった7月23日以降も感染者は増え続けます。東京都では8月13日、1日の新規感染者数が5773人と報告され、過去最多を記録しました。「第5波」は、これまでにない大きな感染の波を引き起こしたのです。

この期間、オリンピックの開催にかかわらず夏休みに入っており、4連休とお盆があります。人と人との接触の機会が増えており、かなりリスクが高い。その上に東京五輪の開催です。五輪自体が感染拡大に影響したのか、証明するのは難しいと思います。残念ながら、我々の懸念通り感染が拡大してしまいました。

「ロックダウン」発言の真意

——政府の基本的対処方針分科会が２０２１年８月５日、まん延防止等重点措置の適用地域に８県を追加する政府方針を了承した後、尾身さんは記者団に会議の内容を説明する過程で、ロックダウンに言及しましたね。どのようなことを意図した発言だったのでしょうか。

そもそも我が国では、一部の欧米諸国で実施されたような法律に基づく都市封鎖、いわゆるロックダウンは想定されていません。当時の状況は、緊急事態宣言が出されている自治体でさえ期待されている効果が出ておらず、爆発的感染拡大の可能性がありました。

当時、分科会では日本が直面しているジレンマとして、「飲食店など事業者に制限をかける仕組みはあるが、市民に対してはお願いベースの対策しかできない。法律的に難しい議論はあるだろうが、個人に感染リスクの高い行動を避けてもらうことを可能にするような法的な新たな仕組みの構築や現行の法制度の活用について早急に検討してもらいたい」という意見がメンバーから多く出されました。

つまり、政府は飲食店ばかりに強い規制をかけているが、なぜ、店に行く側の一般市民に規制をかけることができないのか。多くの人は感染対策に協力していただいているが、そうでない人も一部おられる。これが、感染者数がある程度下火になるのですが、下がり切らない背景だと考えられました。この状況を何とかできないかという意見が分科会から出ました。個人の制限はもちろん最小限にしますが、「ここだけは守ってください」という部分をルール化などできないかという議論です。

個人の行動制限が難しい状況では、きめ細かな対策が求められます。例えば、店を訪れた客が店舗内に提示されたQRコードを自身のスマートフォンで読み込み、来店客に感染者が出た場合、連絡が届くシステムなどIT技術を活用したり、第三者機関が認証した店でしか飲食できないなどの仕組みを作ったりするなどです。

――千葉県柏市で21年8月、コロナに感染した30歳代の妊婦が、入院先が見つからずに自宅で早産し、その後、新生児が死亡していたことが明らかになりました。日本も医療崩壊したと大きなショックを受けました。

この事態が明らかになる数日前の8月12日、新型コロナウイルス感染症対策分科会は、「東京都などでは感染の爆発的な増加が進み、医療の逼迫が日々深刻化している」として、東京都の人流を今回の緊急事態宣言措置開始前である7月前半の約5割まで減らし、「強い危機感を共有して、この難局を乗り越えたい」と訴えたばかりでした。

この第5波では、医療現場はキャパシティを超え、災害医療として対応しなくてはならないほど、追い込まれていました。赤ちゃんが亡くなるという悲劇は、まさに、このような状況の中で起きました。恐れていたことを止められず、本当に悔しく悲しい事態でした。

コロナ病床の「空床」報道

――コロナ患者を受け入れると国に申告していながら、実際には病床が使えない「幽霊病床」の問題が浮上しました。尾身さんが理事長を務めたジェイコー傘下の都内5病院の空床が多いのに、多額のコロナ補助金を得ているとの報道がありました。「ジェイコーは国から補助金をもらって病院を運営しているのだから、範を示すべく、もっと積極的にコロナ病床を確保すべきだ」との指摘もありますが、この報道は事実ですか。

この指摘や非難については悲しく感じました。全体像が正しく伝わっていませんでした。この3年間、様々な批判が私どもに向けられましたが、我々の考えや提言、その後の記者会見でかなり詳しく説明していたので、個別の非難に応えることはしていませんでした。しかし、この報道には全国のジェイコー職員から「理事長から説明してほしい」という声が届き、インスタグラムやホームページなどで実態を説明いたしました。

全国57の病院からなるジェイコーは、コロナ禍当初から各地域の自治体などの要請に応える形で、コロナ診療を行うだけでなく、北海道や沖縄などジェイコー以外の病院への看護師派遣なども行ってきました。都内5病院のコロナ病床使用率は2021年8月7日時点、平均7割程度で、9割を超える病院もありました。

その中で、一つの病院が、全国的な感染拡大に伴い、他の地域のジェイコー以外の病院へ看護師を派遣したため、当該病院では看護師の数が不足し、患者を受け入れることができず、5割程度と、他病院よりも低い時期がありました。コロナ患者を診るには、看護師が普通より1・5倍から2倍の人数が必要なんです。

その後、国からの要請で都内5病院のうちの1病院は、21年9月30日頃からすべての一般患者を他の病院に転送し、コロナ専用病院として診療にあたりました。国内では例のないことでした。22年2月時点では病床使用率が80%になりました。

政府は出口戦略に前のめり

分科会は2021年9月3日、ワクチン接種証明などの活用を前提に行動制限を緩和する「ワクチン・検査パッケージ」という考え方を発表した。これは、ワクチン接種の進展に応じて、私たちの暮らしがどう変わるのかを示す「出口戦略」を政権側から示してほしいと求められたことを受けたものだ。導入時期は、十分に接種が進んだ11月頃をめどとした。尾身茂会長は「これをたたき台として国民的な議論を進めてほしい」と語った。

――どのような意図で、「ワクチン・検査パッケージ」を提案されたのですか。

分科会は政府からいわゆる出口戦略について専門家の意見を求められたことから、21年9月3日、「ワクチン接種が進む中で日常生活はどのように変わり得るのか？」という提言書を出しました。

提言では、まず、ワクチンの効果が時間の経過によって抗体価が落ちてくるなどワクチンの効果が必ずしも人々が期待するレベルではないことが分かってきたことを指摘しました。これまでも、飲食店での第三者認証の促進や積極的・戦略的検査、健康観察アプリや検査キット、建物内の空気中に含まれる二酸化炭素濃度をチェックする「CO_2モニター」、下水サーベイランスなどの科学技術を推奨してきましたが、ワクチン・検査パッケージも、それら科学技術の一環として提示しました。

ワクチン・検査パッケージは、接種証明か陰性の検査結果により行動制限を緩和するというものです。制限が緩和される行動の例として、▽入院患者や施設入所者らとの面会、▽県境を越える旅行や出張、▽全国から人が集まる大規模イベント、▽大学での対面授業や感染リスクの高い部活動――などを挙げました。

欧米では、「ワクチンパスポート」という表現を使っていましたが、我が国では、この言葉は使うべきではないと思いました。なぜなら、「パスポート」という言葉を使うと、ワクチンを打った人が利益を得て、打たなかった人が不利益を被ってしまうことになるからです。

政府は、やはり、経済を早く回したいという思いがあったと思います。国を預かる政府としてはある意味理解できます。しかし、我々は政府に「行動制限を緩和し、社会経済活動を再開するのは11月以降、緊急事態宣言を解除して落ち着いていることが条件だと思います」と念を押しました。

菅首相が辞任表明

分科会が「ワクチン・検査パッケージ」の提言を行った2021年9月3日、菅義偉首相（自民党総裁）は退陣する意向を表明した。新型コロナウイルス対応への批判に加え、党内の求心力が低下し、党総裁選（17日告示・29日投開票）での再選は困難と判断した。自民党臨時役員会で「新型コロナウイルス対策に専念したいので総裁選に出馬しない。任期は全うする」と述べた。

――尾身さんは菅首相の辞任表明をいつの段階で知りましたか。

知ったのは、その日です。提言のための記者会見用の資料を作っていたら、政府の方から菅首相が辞任する意向だとの連絡が来ました。逆風が吹いているということは耳に入っていましたが、総裁選には立候補されるだろうと思っていましたので、大変驚きました。

退陣に追い込まれた理由

――菅政権は「1日100万回のワクチン接種」という目標を実現させたり、デジタル化の遅れを挽

回するために「デジタル庁」を創設したりと、重要な施策を行ってきました。それでも、菅首相は退陣に追い込まれました。

菅首相の総理としての考えは明確だったと私は思います。一つは社会経済を少しずつ元に戻したいという強い気持ちです。もう一つは、ワクチン接種率を短期間で上昇させ、感染を下火にしたいという思いだったと思います。ワクチン接種についての強い思いはひしひしと感じました。菅首相の強いリーダーシップがあったからこそ、ワクチンの接種率があれだけの短時間に上がったのだと思います。これについて私は心より敬意を表します。

一方、国民とのコミュニケーションについては、リスクコミュニケーションのプロなどのアドバイスをもう少し活用すればよかったのではないかと思います。今回のような100年に1度の危機においては、人々は不安、不満、疑問を感じます。危機が長く続けば社会の分断や差別偏見なども起きます。危機を乗り越えるためには社会全体がある程度一定の方向を目指さなければなりません。そのためには選挙で国民から負託を受けた政治家がリーダーとして述べる言葉は極めて重要になります。次回のパンデミックに備え、日本の社会全体としてリスコミの文化の醸成が求められると思います。

第7章

看板倒れの「聞く力」

平時への移行に前のめり

菅義偉首相が不出馬を表明した自民党総裁選は2021年9月29日、投開票が行われ、岸田文雄氏が総裁に選出された。10月4日召集の臨時国会で第100代首相に指名された。コロナ対策の舵を取る首相の職は、菅氏から岸田氏へとバトンが渡された。

岸田首相は、周囲の話に丁寧に耳を傾ける「聞く力」を自らのセールスポイントだとアピールした。国民の声を書き留めた「岸田ノート」は30冊を超えるという。しかし、新型コロナウイルス感染症対策分科会が2か月半も開催されず、専門家の意見を聞かずに感染者の濃厚接触者に求める待機期間を短縮するなど、コロナ対策では「聞く力」が十分には発揮されず、専門家との距離がこれまでになく開いた。

感染力は強いが重症化する割合が低いオミクロン株が流行。岸田首相は「新型コロナと併存しつつ平時への移行を慎重に進める」とした上で行動制限を求めない方針で臨んだ。

岸田首相の誕生

——岸田首相は国民や周囲の声を聞く姿勢をアピールしてきました。尾身さんはこれまで岸田首相に会ったことはありましたか。

２０２１年10月4日に岸田首相が就任されましたが、お会いしたのは14日が初めてだったと思います。分科会メンバーである国立感染症研究所所長の脇田隆字さん、川崎市健康安全研究所所長の岡部信彦さんも一緒でした。とりわけ、具体的な話はなく、岸田首相からは「皆さんといろいろなことについて意見交換していきたいと思っています。時々お会いしましょう」などのお話があったと記憶しています。「首相は専門的でテクニカルな我々の意見を前向きに聞いてくれる」と感じました。

19都道府県に発令されていた緊急事態宣言が9月30日の期限をもって解除され、全国で酒類の提供が可能になるなど、街ににぎわいが戻りました。感染者の急増時も病床不足に陥らない体制を整えるため、岸田首相は10月14日、都道府県に対し、「感染力2倍」を想定した「保健・医療提供体制確保計画」の策定を要請しました。

オミクロン株の襲来

第5波を引き起こした「デルタ株」よりも感染力が高いとされる変異株「オミクロン株」の初感染者が2021年11月30日に確認された。以降、全国各地で急速に感染が拡大し、第6波を引き起こした。政府は22年1月7日、感染者が急増している沖縄、広島、山口の3県に緊急事態宣言に準じた措置が可能となる「まん延防止等重点措置」を適用することを決めた。期間は9日から31日まで。重点措置の適用は約3か月ぶり。岸田内閣発足後は初めてのことだ。

——22年1月7日の感染者数は6214人で、前日より1739人も増えました。国立感染症研究所のチームが6日、オミクロン株の流行で、沖縄や東京、大阪では2日足らずで感染者が倍増するスピードで感染が拡大しているとの推計をまとめました。オミクロン株は、どのような特徴があるのでしょうか。

感染力がこれまでのデルタ株などに比べて強く、人間がそもそも備え持っている免疫から逃れる能力も高いと言われています。従来のワクチンでは効果が若干落ちるとされます。致死率は徐々に低下しているとは言え、感染者の増加に伴って重症者が増え、医療が逼迫する可能性がありました。感染拡大傾向を踏まえて政府は22年1月19日に「ワクチン・検査パッケージ」を一時停止しました。

私たち専門家はオミクロン株が急拡大し、医療機関や保健所が逼迫しないように、1月21日、「オミクロン株の特徴を踏まえた効果的な対策」を発表しました。その中では、外来医療の機能不全を防止するため、若年層で重症化リスクの低い人については、必ずしも医療機関を受診せず、自宅での療養を可能とすることもあり得るとしました。重症化リスクの高い人の検査を確実に行えるようにする狙いがあります。

「ステイホームは必要ない」、「炎上発言」の真意

――尾身さんが2022年1月19日、「ステイホームは必要ない」と発言し、対策の重点を「人流抑制」から「人数制限」へ移す考えを示したことが、全国知事会や日本医師会などから批判を受けました。

あの発言は基本的対処方針分科会直後のいわゆる〝ぶら下がり取材〟で行われたものです。その際、私は「これまでの対策をそのまま踏襲するのではなく、オミクロン株に合った効果的かつメリハリのある対策を打つ必要がある。そうした中でこれからの対策の一つのキーワードは『人流抑制』ではなく『人数制限』である」「感染リスクが高いことが分かっている場面では人数制限などの対策が求められるが、〝ステイホーム〟などは必要ない」とかなり詳しく話しました。

この発言をした時期は、感染力が強いオミクロン株により感染が急拡大していました。感染拡大

の一因として、大声を出しながらの会食がありました。飲食店などは換気の徹底に加えて大人数での会食や大声を出すといった感染リスクの高い状況を避けるのが重要です。そこで今回は、「ステイホーム」ではなく、友人らと飲食をしてもいいが、「1グループ4人以下で、大声を出さない」などの点をみんなで心がけようと訴えたのです。「オミクロン株の特徴にふさわしい効果的でメリハリのある対策を打つ必要がある」との考えが、その時の我々専門家のコンセンサスでした。

〝ぶら下がり取材〟とは言え、こうした公の場で、大切なテーマについて私だけの個人的な意見を申し上げることはありません。19日の発言の数日前から既に、発言の内容についても、専門家の間でコンセンサスが得られていました。

実際、厚生労働省のアドバイザリーボードのメンバー有志が1月20日にまとめ、翌21日に発表した提言の中で、「かつて実施した一律かつ広範な〝人流抑制〟という方法もあるが、感染対策を社会経済活動との両立が求められる現時点では、感染リスクの高い場面・場所に焦点を絞った接触機会の確実な低減のための〝人数制限〟が適していると考えられる」としました。

ぶら下がり取材では先ほど申し上げたように、感染リスクの高いところへのメリハリのある人数制限が求められるという趣旨を比較的丁寧に説明したつもりですが、その発言の中の『人流抑制』ではなく、『人数制限』という部分に焦点があたりました。21日の提言にもあるように我々のそもその趣旨である「最初の緊急事態宣言が出された時のような、一律かつ広範な『人流抑制』は必要ない」というところをはっきりと明言すればよかったと思います。リスクコミュニケーションの難しさを感じました。
しかし、知事たちから「会食の人数制限さえしていれば出歩いていいというように聞こえる」「自分たちのやることが、尾身さんの発言でやりにくくなった」という声が上がりました。私の発言の真意はそれとは違いましたが、結果的にはそう報道されてしまって、知事たちがやりにくくなったということでした。私の本意ではないので、何人かの知事には直接電話で謝罪し、知事たちも分かってくれました。

分科会内での意見の相違

政府は2022年2月18日、36都道府県に適用している「まん延防止等重点措置」について、沖縄など5県は20日の期限で解除し、大阪など17道府県は3月6日まで延長することを決めた。決定に先立つ基本的対処方針分科会で、委員2人が、「飲食店の営業時間制限は、本当に感染防止効果があるのか」「社会経済に与えるリスクが軽視されていないか」などと重点措置の延長に反対意見を述べ、初めて全会一致とならなかった。

――22年2月17日の感染者数は9万5209人を記録しました。第5波のピークである約2万6000人の3・7倍ほどで、第6波はかつてない感染の波となりました。コロナ対策について専門家の意見が割れることが増えてきました。コンセンサスが得られにくい状況にあったということでしょうか。

確かに以前は、分科会の医療界と経済界の委員の間でもコンセンサスが得られました。ところが、感染力は強いものの重症化リスクは低いオミクロン株が主流になり、事態が変わりました。意見や価値観、どこに重点を置くかの違いが委員の間に出てきたのです。

一方の意見は、オミクロン株は比較的軽症の患者が多いので、人々に行動制限を強いる必要がなくなったのではないかというものです。また、感染が広がったとしても、病床が逼迫しているとの情報をニュースなどで知ると、多くの国民が自ら判断して行動を抑制するようになっています。これを「情報効果」と言うのですが、日本人はその傾向が強いので、法律を根拠としたまん延防止等重点措置など厳しい制限は不要ではないかとの見解です。この見解は主に経済の専門家から出ました。

もう一方、医療の専門家の多くは、医療逼迫を防ぐためには感染のレベルをこれからも一定程度下げなければいけないという意見でした。軽症患者は確かに多いかもしれないが、オミクロン株の致死率は季節性インフルエンザより高いという研究結果もあります。また、情報効果が出てくるのは医療逼迫が起きてからになります。実際、致死率は低くなっていたけれども、急激に感染者数が増えた第6波では医療逼迫が起きました。さらに、ウイルスは変化し続けており、不安定な状態です。しかも徐々にではなく、ジャンプするような変異の仕方です。コロナ治療薬はまだ、インフルエンザ治療薬のように、誰もが簡単で安価に処方してもらえる状況ではありません。対策を完全に緩めるのは時期尚早だとの見解です。

――分科会内で意見の相違が表れることに対して、どのように感じていましたか。

健全だと思います。また、会議の中で様々な意見があることを、政府、そして国民にしっかり伝えることは、会議の透明性と専門家それぞれの独自性を担保する意味で大切です。だから、私はコンセンサスが得られるように努力はするけれども、無理やりコンセンサスを形成すべきではないと思います。つまり、ある意見にはフタをして、無理やり、結論をまとめるべきではないということです。記者会見では、意見の違いがあったことははっきり説明しました。

感染症で亡くなる命と、経済的に困窮して自ら絶つ命、どちらの命を守るべきか。そう簡単に答えがあるわけではないですね。これは、もう既に純粋に医学的な議論を超えて、価値観の領域の問題になります。一つの答えでまとまるはずがありません。やはり、これは、無理に見解をまとめるのはやめた方がいいと思いました。様々な意見があることを、そのまま示そう。それが、新型コロナウイルス感染症対策分科会が示した「4つの考え方」でした。

「4つの考え方」に政府は困惑

ゴールデンウィーク後に感染が急拡大した場合の対応として、分科会は2022年4月27日に「4つの考え方」を示した。その際、政府側から「様々な考え方を示されても困る」といった意見があった。

――「4つの考え方」は、どのような意図で分科会がまとめたのでしょうか。

4つの考え方は、法令に基づいた行動制限による感染抑制に重点を置く「A」、法令による制限なしで社会経済活動を維持する「B」という軸と、感染者を特定の医療機関などに隔離・診療する「①」、入院が不要ならば一般の医療機関や在宅などで診療する「②」という軸で整理しました。その上で、最も制限が厳しい「A①」から、最も緩い「B②」まで、概念として分かりやすいように4つの選択肢を示したのです。

もちろんグレーゾーンもありますし、両立もありうると思います。現状は、既に「A①」から「B②」に少しずつ移行している状況でした。分科会のほとんどの委員の認識は、基本的には「B②」にいずれ行くべきだ、ただし、すぐに「B②」に移行するのは難しく、しかるべき準備の段階が必要だということでした。

基本的な4つの考え方

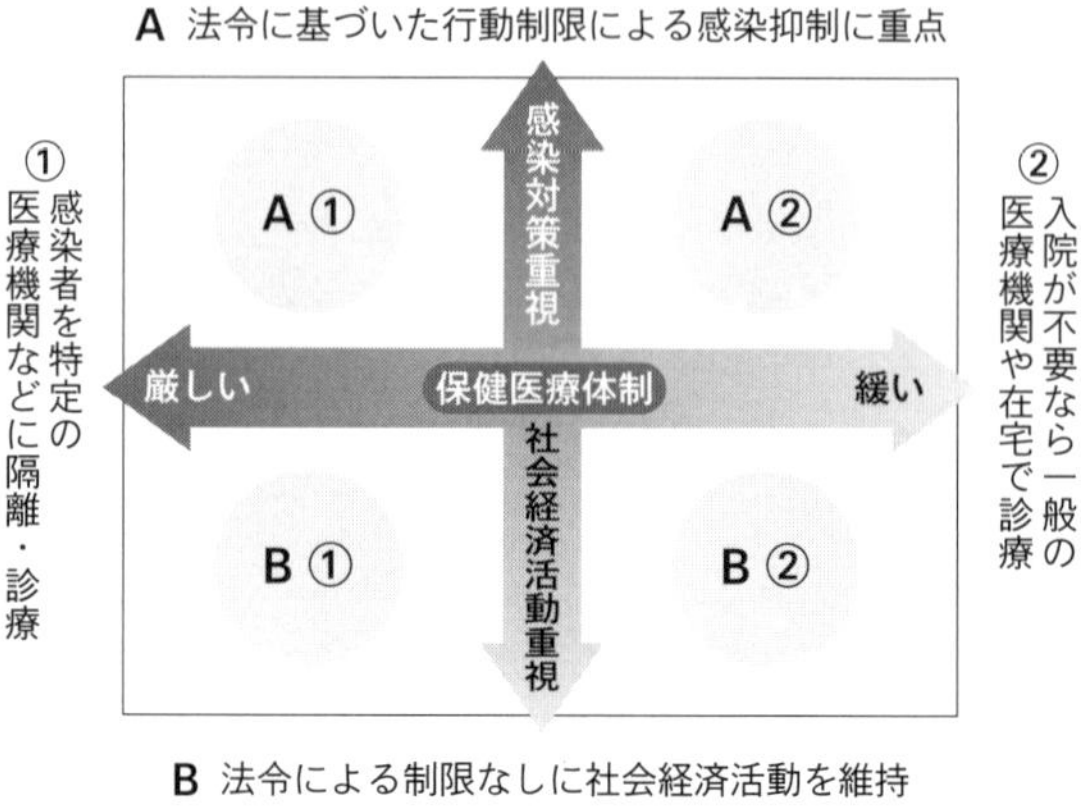

●新型コロナウイルス感染症対策分科会の資料とインタビューをもとに作成

そのためには、国の環境づくりが大切です。具体的には、財政的な支援のほか、検査体制の整備、国民が納得できる説明などがあると思います。効率的な感染対策としては、例えば、「健康観察アプリ」の活用なども必要です。健康観察アプリに登録した人の体調が悪化したら、その人が勤める職場の同僚らを集中的に検査することで、クラスターの発生を防げると思います。また、下水中の人由来の新型コロナウイルスを調べる「下水サーベイランス」も検討すべきだと思います。

――選択肢を示されたことに政府から「選択肢を出すだけでは分科会の役割を果たせていないのではないか」との指摘があったと聞きました。

確かに、政府側としては、選択肢だけを提示されても困る、という感じだったのではないかと想像します。一方、経済の人も含め分科会のメンバーのほとんどは、「これはもう価値観の問題なので専門家がいうべき領域を超えている。こうした価値観を含む問題は、国民から選挙で負託を受けた政治家・政権が責任をもって取り組むべきだ」と考えていました。

ともかく、我々としては、中長期的な方向性については、1回の会議で結論を出すのではなく、何回かの会議で議論を深める必要があると強く思っていました。議論を深める必要性については会議の中でも申し上げました。

しかし、我々専門家がかなりのエネルギーを使って作成した「4つの考え方」はその後、分科会が開かれなかったこともあって、残念ながら議論が深まりませんでした。我々としては、ぜひとも、政府や社会経済の関係者と一緒に、この「4つの考え方」を踏まえて感染が比較的落ち着いてきた時だからこそ議論したいと考えていました。

国会に呼ばれなくなった

――岸田政権発足以来、尾身さんが発言される機会が少なくなったように感じます。

コロナの感染状況が、安倍政権や菅政権の時と異なることが背景にあると思います。両政権の時期は状況が厳しく、国民の危機意識も強かった。そのような中、国の需要喚起策「ＧｏＴｏキャンペーン」や東京五輪の開催など大きなイベントがあり、我々専門家としては発言せざるを得ない状況にありました。ところが岸田政権になると緊急事態宣言を出すこともなくなり、政権の主たる関心事は社会経済、教育をどう回すかということになってきて、ここは感染の専門家の意見を聞くというよりも政治家が自ら判断するべきだと、政府は考えるようになったのだと思います。

もう一つ、私の発言の機会がなくなった理由は、国会に呼ばれることがなくなったことがあると思います。したがって、テレビなどでその状況が発信されることもなくなりました。私は２０２２年３月までは独立行政法人という公的性格の強い準政府機関のようなジェイコーの理事長だったので国会も呼びやすかったと思いますが、４月に公益財団法人「結核予防会」といういわば民間の組織に移ったために、国会から呼ばれにくくなったのだと思います。

選挙が理由？　分科会が2か月半開かれず

新型コロナウイルス感染症対策分科会は２０２０年７月の発足以来、ほぼ月に１回は会合が開かれていた。しかし、大型連休前に感染拡大防止を訴えた22年４月27日以後、２か月半、会合が開かれず、ようやく７月14日に開かれた。６月22日公示、７月10日投開票の参議院選挙期間中、分科会の開催を避けていたのではないか、と指摘する声もある。比較的落ち着いていた感染者数は７月に入ると増え始めた。岸田首相が自負する「聞く力」は、専門家に対して発揮されなかった。

――分科会は専門家側が開きたいと政府に要請することで、開催されるのでしょうか。それとも、政府が開催を決めるのでしょうか。

いつ分科会を開くのかは政府が決めます。我々からも提言をしたい時などに開催の希望は伝えますが、基本的には決めるのは政府です。専門家の提言はまず、〝たたき台〟の〝たたき台〟を作ることから始まります。ある程度基本的な考えがまとまった時点で、政府と内容を共有します。ここだけは譲るべきでないと判断した点については、我々の考えを明確に主張しましたが、政府の考えでなるほどと納得できる部分については反映させます。提言を完成させるまでに、我々はかなりの時間と労力をかけています。

分科会の提言の最終案は、そうしたプロセスを経て、分科会の構成員の意見も取り入れて決まります。これまでの経験をもとに私が感じるのは、3人寄れば文殊の知恵ではないですが、政府、自治体、専門家など、違った視点から率直な意見を述べ、あるいはそれぞれの持っているデータなどを共有すると議論が深まるということです。

しかし、政府が分科会の開催を決めないと、そうした場がなくなります。このため、専門家の間で議論し、分科会ではなく有志として提言をまとめ、発信せざるを得なかった時が何度かありました。分科会は政府が作った会議です。繰り返しになりますが、その開催時期などは最終的に政府が決めます。

――結果論ですが、これまでの最大の波となる22年7月以降の「第7波」に備えるための重要な時期を、参議院選挙に配慮したためか、分科会が開かれなかったのは、とても残念です。

4月27日の我々の提言では、行動制限と医療体制のあり方の二つを軸とし、これからの対応として「4つの考え方」を示しました。しかし、政府が「選択肢だけを示されても困る」というような反応だったことは既に述べました。我々は、これからの中長期の対策を考えるという極めて重要なテーマを1回の会合だけで決めるわけではなく、その後も何回か分科会を開催して議論を深めるべきだと思い、その旨を政府にお伝えいたしました。ところが、その後しばらくの間、分科会は開催されませんでした。この時期、議論を重ねて中身を深めていれば、「第7波」に備えられたかもしれません。

感染者数が落ち着いていた参議院選挙期間中、中長期的な視点も含めて、しっかり議論できる状況だったのに、良いチャンスを逃したと思います。日本がこれから、どのようにコロナ禍を乗り切っていくか。火事が起きていない時に、火事が起こらないように何をすべきか、を考えるのと同じです。火事が起きている時は、火を消すことで手いっぱいですから。

政府が分科会を開催しなかった理由について、正確なことは分かりません。参議院選挙のことで忙しかったとか、あるいは東京五輪開催前に専門家が「無観客が望ましい」と提言したことが影響し、政権側が専門家の意見を聞くことを嫌がったのではないかなどと一般には言われたようですが、正確なことは私には分かりません。また先ほども述べたように、岸田政権になると社会経済をいかに回すかが主たる関心事になったので、専門家の意見を聞くよりは政治が主導すべき時期に来たと考えたのかもしれません。

安倍氏、凶弾に倒れる

――参議院選挙投開票を直前にして衝撃的なニュースがもたらされました。奈良県で応援演説中の安倍晋三・元首相が2022年7月8日の白昼、銃撃されて死亡しました。その2日後、参院選の投開票が行われ、自民党が大勝し、改選過半数を確保しました。

安倍さんが撃たれたとのニュースは、結核予防会本部で知ったと思います。安倍首相とはパンデミックの初期にともに闘ってきましたので、大きなショックを受けました。

行動制限を行わない方針

政府は2022年7月15日、新型コロナウイルス感染症対策本部の会合を開き、「第7波」のための新たな対策を決定した。行動制限は行わないとし、「新型コロナと併存しつつ平時への移行を慎重に進める」と明記した。国民にはワクチン接種と検査、換気の徹底を呼びかけた。この日の感染者数は、第6波のピーク以来5か月ぶりに10万人を超え、前週から約2倍となった。感染拡大が進む中、オミクロン株に対応した対策の実施を決めた。

――政府が行動制限しないと決断した背景にどのようなことがあるのでしょうか。

政府が対策を決める前日、分科会が開かれ、第7波に向けた緊急提言をまとめました。提言をまとめるにあたって前提となる現状認識は、次のようなことでした。最初に緊急事態宣言が発令された20年と比べると、この病気についてかなりいろいろなことが分かってきて、国民は自分の判断で行動するようになってきました。ワクチンの接種が進み、感染や重症化をある程度防ぐことができるなど、安心材料が増えてきました。一方、国民は長く、不要不急の外出の自粛などを求められ、コロナ疲れしています。経済も疲弊している。大学生はオンライン授業の期間が長く、仲間たちと一緒に青春を謳歌する機会を失いました。

このような現状を総合的に考えると、緊急事態宣言の発令やまん延防止等重点措置で行動制限することについては、「多くの人の理解が得られにくい」と判断しました。ただ、これは感染対策がまったく必要でなくなったということではありません。

提言では、社会経済活動が徐々に進んでいる中で、国民が既に学んできた様々な知見をもとに、それぞれが「感染しない」「感染させない」方法を工夫してもらうことが必要だと訴えました。国や自治体には、感染防止に向けた国民の取り組みを支援するような対策を取ってほしいとも要望しました。例えば、国民が自宅で検査できる医療用抗原検査キットの十分な確保、医療提供体制のさらなる強化についても提言しました。

我々専門家は、感染対策を十分に行うことを前提とした上で、国民に重点措置などの法律に基づいた行動制限を求めないという方向性について、政府に既に伝えてありました。結果的に政府の方針と我々の考えは、大筋で一致していたのです。私たちが政府に忖度して、政府の方針に合わせた提言を出したわけではありません。

待機期間短縮は事前相談なし

後藤茂之《ごとうしげゆき》厚生労働相は2022年7月22日、第7波での感染者急増を受け、感染者の濃厚接触者に求める自宅などでの待機期間を現行の原則7日間から5日間に短縮すると発表した。2、3日目の検査で陰性が確認できれば、最短で3日目で解除する。濃厚接触者となって欠勤せざるを得ない事態が相次いでおり、後藤大臣は「社会機能維持に影響が生じかねない地域も出てきている」と述べた。

——濃厚接触者の待機期間の短縮について、政府は専門家に相談があったのでしょうか。

事前の相談はなく、分科会などで専門家が議論する機会がありませんでした。その理由は、先ほど述べたように、経済を動かすことが主たる課題であったので、専門家の意見を聞くより、政治家自らが決める時期に来たと感じたのではないでしょうか。

待機期間の短縮のような、技術的な側面も多い内容の場合、まずテクニカルな議論を専門家などとしつつ、それ以外の社会・経済・財政的側面なども考え、最終的に政府が決める形が理想です。極めて感染力の強いオミクロン株を中心に感染が拡大する中で、濃厚接触者が自宅待機を余儀なくされることで社会が回らなくなってきたので、待機期間を見直そうとした政府の考え方、方向性は理解できます。ただ、こうしたテクニカルな議論については、少なくとも事前に相談を受けていれば、一緒に考えることができたのにと思います。

この時期は、なかなか難しい局面ではありますね。ワクチン接種が進む一方で、「コロナは実は大した病気ではないのではないか」「単なる風邪と同じだ」などの意見も出てくる。つまり人々の価値観によっていろいろな意見があり、どのように行動すればいいのか、分からなくなってしまうことがあります。

その点、法律家や経済の専門家、医療者、メディア関係者がメンバーに入っている分科会でしっかりと議論すれば、市民の様々な懸念についても話し合うことができたはずです。異なる意見をテーブルに載せ、議論することができれば、一般市民に国の政策の根拠を理解してもらうことにつながったのではないでしょうか。

経済を活発化させれば感染者数は一定程度必ず増え、院内感染も増えるし、高齢の重症者が増える可能性もあります。この可能性についても、国は一般市民に説明し、理解を求める必要があったと思います。

BA・5対策強化宣言

政府は2022年7月29日、病床が逼迫する都道府県が出せる「BA・5対策強化宣言」を新設することを正式決定した。まん延防止等重点措置を出さなくても、国が認定することで、知事が地域の実情に合わせて対策を強化し、高齢者らに外出自粛を求めたり、ワクチン接種を促進したりすることができる。岸田首相は「従来型の一律行動制限ではなく、メリハリが利いた対策を行わなければならない」と話した。

――特措法に基づく「まん延防止等重点措置」のように、飲食店の時短営業などの罰則を伴う私権制限はなく、「BA・5対策強化宣言」はあくまで市民らへの「協力要請」にとどまります。また、国が対応を都道府県に丸投げしたとの指摘もありますが、この新制度をどのように評価しましたか。

この対策は、全国知事会からの要望を受けて政府が作ったものですね。全国知事会は、BA・5対策強化宣言新設を発表する前日の28日、国に対して「新たな変異株の感染急拡大に対する緊急建議」をまとめていました。この建議では、爆発的な感染拡大を見せるオミクロン株の新系統「BA・5」に対して、各自治体が地域の実情に即して感染拡大防止を図る必要があると認める場合、まん延防止等重点措置の適用に至らなくても、十分な感染対策を柔軟かつ流動的に講じられるよう、財政措置を含めて強力な支援を行うことができる仕組みを整えてほしいと訴えました。その結果、BA・5対策強化宣言という枠組みが作られました。

感染対策を行う際の国と都道府県の関係がどうあるべきか、という役割分担とか権限の問題とかが、この宣言新設の背景にあります。コロナ禍では、何回か、国と都道府県の足並みがそろわず、

「つばぜり合い」みたいなことが起きました。都道府県が独自に対策を実行しようとすると、そのための資金も独自に確保しなくてはなりませんが、財政に余裕がある自治体は少ない。そうなると、国がお金を出して都道府県が対策を実行するしかない。どうしても国に頼らざるをえない状況がある。BA・5対策強化宣言は、国と都道府県の役割分担を、それなりに整理した制度だと思います。

阿南ペーパー

尾身茂会長らコロナ対策専門家有志は2022年8月2日、記者会見を開き、第7波の流行が深刻化していることを踏まえて緊急提言を行った。この状況においても、政府が医療の逼迫の深刻化を極力抑えつつ、社会経済活動を継続させることを選択する場合、一般の診療所が積極的に治療を行うとともに、保健所や医療機関に負担をかけている感染者の全数把握を段階的に見直すことなどを求めた。尾身会長は「医療機関や保健所の負担は限界に来ている。今できることを弾力的にやることが大事だ」と話した。

――8月2日の全国の感染者数は21万1058人で、3日ぶりに20万人を超えました。感染者が重症化する割合が少ないとされるオミクロン株の新系統「BA・5」でも、感染者の急増で重症者や死亡者の数はデルタ株の比ではなくなってきました。提言の狙いを教えてください。

この提言は、感染症専門家だけでなく経済の専門家も入って議論したものです。神奈川県医療危機対策統括官で藤沢市民病院副院長の阿南英明先生が中心となって作ったので「阿南ペーパー」と呼ばれています。

既に第7波は急速に拡大しており、地域の医療や保健所は逼迫しているという声が現場からひっきりなしに届いていました。我々専門家としては、そのような状況のもと、感染拡大を少しでも抑えつつ、医療の逼迫度合いを下げるという二つのことを同時にやる必要がありました。

感染対策はもちろん大切ですが、保健所の逼迫なども喫緊の課題だというのが我々の問題意識でした。急にコロナ病床数を2倍、3倍にすることはできないので、せめて現場の負担を早急に減らさなければならないと思ったのです。

新型コロナについての情報も蓄積され、ワクチン接種率も上がった中で、当初から行ってきた厳格な対応と、現在のオミクロン株に対して取るべき対応にギャップが出てきた。医療や保健所に過大な負荷がかからないよう、対応を現状に即したものに変える必要がありました。

全数把握の段階的な見直し提案

――「阿南ペーパー」の具体的内容を教えてください。

阿南ペーパーでは、「重症者・死亡者数が増え、医療逼迫がさらに深刻化する懸念がある」とした上で、極力、医療逼迫を深刻化させず、社会経済活動の継続を目指すならば、①感染拡大を招かない一人ひとりの主体的行動、②オミクロン株の特徴に合わせた柔軟かつ効率的な保健医療体制への移行——の二つについての検討が同時かつ緊急に必要だと提起しました。

①については、従来、強調されてきたことですが、「大人数での会食を避ける」「混雑が予想される場面を避ける」「ワクチンを接種する」などの行動が必要だとあらためて訴えました。

一方、②については、感染症法の改正などを行わずに運用ですぐにできるものを「ステップ1」、法改正や通知の変更などが必要なものを「ステップ2」に分けて提言しました。

まず、患者の検査や診療については、ステップ1で「一般の診療所でも実施できる感染対策に移行する。対応施設の拡大」とし、ステップ2で「極力一般施設の外来で検査や診療を行う」としました。

疫学解析・サーベイランス（調査監視）は、ステップ1で「全数届出情報に依存した種々のデータ収集とは異なる、新たなサーベイランスの早急な構築が必要。重症者らの情報把握は継続するが、一部地域や一部施設で得られる情報の活用を検討する」とし、ステップ2で「検討された新サーベイランスの導入」としました。新型コロナは感染症法で、すべての感染者の情報を医師が保健所に届け出る必要があります（全数把握）。保健所は感染者の聞き取りをしたり、入院調整をしたりします。全数把握は医療機関・保健所に大きな負担をかけていることから、段階的な見直しを提言したのです。

保健所・行政対応は、ステップ1で「患者への宿泊療養施設の提供を継続する。保健所などによる健康観察は行わないが、必要時の相談対応を行う」、ステップ2で「自宅で療養する」と示しました。

濃厚接触者の特定については、ステップ1で「保健所による特定が困難なので、感染症法を弾力的に運用し、国民が主体的な判断で感染予防行動を取る」とし、ステップ2で「感染症法の取り扱いを変更し、濃厚接触者の特定は行わない」としました。ステップ2は中長期的な実施をイメージして提言をまとめました。

有志による提言となった理由

——なぜ、「有志による提言」という形となったのですか。

我々は、医療現場の人が感じている切迫感を考え、メッセージを出すなら、どんなに遅くとも2022年8月1日か2日だと思っていました。つまり、人の移動が活発になるお盆前にメッセージを出さないと遅すぎる。しかし、発言する場がない。厚生労働省のアドバイザリーボードが定期的に開催されていたのですが、ここは「感染リスク評価」をするところです。今回のような、人々の行動にも関係し、医療界だけでなく社会全体に影響がある提言を議論するのは、社会経済の専門家もメンバーに入っている分科会がふさわしいとずっと思っていました。しかし、開催される予定がないので有志による提言となったのです。

――この提言をすぐに政府が受け入れて検討作業に入れば、お盆前にはステップ1へ移れると考えていたんですね。

断言はできませんが、議論をもっと早い時期に深めておけば、お盆前にはステップ1へ移れた可能性も否定できません。我々が提言したのは、感染対策を緩めることではなく、必要な基本的感染対策を継続しながら、医療機関などの負荷を2段階で軽減することです。要するに、メリハリをつけようということです。感染者の全数把握については、高齢者や重症化リスクのある人は続けますが、それ以外の若者や軽症・無症状者らに対しては段階的に全数把握を見直す必要があるとしました。

8月17日に、我々専門家が加藤勝信厚生労働相に呼ばれて、コロナ感染者の全数把握の見直しなどを含めた率直な意見交換を行いました。また、18日の厚労省のアドバイザリーボードでは、「阿南ペーパー」について話し合う時間をとることができました。

リスクコミュニケーション

――今回の提言のように科学的・専門的な情報を発信する際、「リスクコミュニケーション」の視点が大切だと思います。

ＷＨＯ西太平洋地域事務局長時代の経験から、リスクコミュニケーションに必要なことは二つあると考えていました。一つめは、断片的な情報でなく、分かっていることも、分かっていないことも、良いことも、悪いことも、全体像を示さないといけないということです。二つめは、状況が変化した場合は可及的速やかに新たな感染状況や対策の変更理由などについて丁寧に伝えることです。

今回の提言は、経済の専門家など、いろいろな立場の人が参加して、3週間以上議論し、コンセンサスを得てまとめました。阿南ペーパーの内容は、8月2日の記者会見でかなり詳しく説明しました。しかし、段階的な見直しを提言したのですが、ステップ2にすぐに移行するように受け取られるなど、提言内容が正確に社会に伝わっていないと感じました。全体像を示しながら解説したつもりでしたが、私たちの能力不足でしょうか、正確には届いていないと感じました。

専門家集団は医療現場や外国の論文からいろいろな情報を入手した上で、データを分析し、専門家としての考えをオープンに説明してきました。しかし、大切なテーマに関しては、我々が政治家や官僚、知事たちと、公式でも非公式でもいいからじっくりと話し合い、議論のプロセスを経た上で、最終的には政府が政策を決定し、それについて責任を持ってリスクコミュニケーションを行うことが大事です。もちろんその時には、感染症やリスクコミュニケーションのプロが政府に協力するのは当然です。もちろん専門家の意見を採用しない場合は、その説明をしっかりするのも政府の役割です。

新型コロナウイルスと対峙してきて、リスクコミュニケーションの文化が日本には十分醸成されてこなかったと、つくづく感じました。次回のパンデミックの課題だと思います。

全数把握の見直しを発表

オミクロン株の新系統「BA・5」による「第7波」は2022年8月19日に26万人を超える感染者を出すという最大の波となった。それでも岸田首相は緊急事態宣言を発令せず、経済活動を維持し続けた。22年8月24日午後1時半、すべてのコロナ感染者の氏名などを確認する「全数把握」を見直し、都道府県の判断で、対象を高齢者など重症化リスクの高い人に限定できる新たな仕組みを導入すると発表した。岸田首相は「発熱外来や保健所業務が相当に逼迫した地域では、緊急避難措置として患者届け出の範囲を限定することを可能とする」と述べた。

――全数把握見直しの背景について、あらためて教えてください。

新型コロナは感染症法上、「新型インフルエンザ等感染症」に指定され、同法の1～5類の感染症分類とは別枠で、2番目に厳格な「2類相当」の対応が取られていました。この新型インフルエンザ等感染症ではすべての感染者を確認する「全数把握」が必要です。

医師は患者が陽性と判明した場合、感染者情報を都道府県知事に届け出なければなりません。医師は、所定の発生届に必要事項を書き込んで保健所にファクスで送るか、厚労省の感染者等情報把握・管理支援システム「HER－SYS（ハーシス）」に必要事項を入力して送信します。発生届には、患者の名前や住所、症状、感染経路、ワクチン接種歴などを記入しなくてはならず、医療機関に負担となっていました。

保健所は、多忙な医療機関に代わって発生届を作成しなければならなかったこともありました。発生届などの情報を踏まえて、入院や宿泊療養、自宅療養などの調整をしなくてはなりません。感染者が急増すると保健所の業務が逼迫して、濃厚接触者の特定などができなくなる事態が繰り返されてきました。

――尾身さんや脇田さんたちは、岸田首相が全数把握の見直しを公表した8月24日の午前10時から約40分間、岸田首相とオンラインで会談しました。何か提言したのでしょうか。

私たち専門家有志は、岸田首相が記者会見する20日以上前の8月2日、保健所や医療機関に負担をかけている感染者の全数把握を段階的に見直す必要があると政府に提言したことは、既に述べました。17日には加藤勝信厚労相に呼ばれて、全数把握の見直しなどを含めた率直な意見交換も行いました。全数把握の見直しの必要性について政府は認識していたはずです。

岸田首相がコロナに感染してしまったため、24日の面会はオンライン方式となりました。私たちは、あらためて「阿南ペーパー」の内容を説明しました。保健所や医療現場の実情を踏まえて、岸田首相は全数把握の見直しを決断されたのではないかと感じました。

――政府は当初、全数把握見直し導入の判断を都道府県に委ねたことで、自治体に混乱が広がりまし

た。「都道府県に丸投げだ」「導入すべきかどうか、判断する材料が国から提供されていない」などの不満が都道府県から噴出しました。9月2日に宮城、茨城、鳥取、佐賀の4県で先行スタートしましたが、26日から全国一斉に導入されました。

都道府県によって、保健所や医療機関の逼迫具合、全数把握見直しに向けた準備状況は異なりますので、都道府県に判断を任せたことは、ある程度、理解はできます。

――全数把握が行われなくなると、正確な患者数などが分からなくなるので、対策を立てたり、実行された後に対策の評価をしたりするのが難しくなるのではないでしょうか。

基本的には、軽症者は全員を把握できなくなりますが、重症者はこれからも把握を継続するということです。ただし、今後、どのくらい感染者がいるのかを把握する定点サーベイランスや下水サーベイランスなど新たなサーベイランス方法が検討されると思います。

感染拡大に伴う保健所や医療施設の逼迫は深刻な問題なので、全数把握の見直しは、いずれ、どこかの時点で判断する必要がありました。

【全数把握の見直し】

感染症法に基づき、医師が診断したすべての感染者について、氏名や住所、連絡先などを記入した発生届を保健所に届け出る「全数把握」が行われてきたが、政府は2022年9月26日から全国一律で、感染者の把握の仕方を簡略化した。発生届が必要なのは、①65歳以上、②入院を要する、③重症化リスクがあり治療薬や酸素の投与が必要、④妊婦――の4項目のいずれかに該当する人に限定した。これらの感染者は従来通り、発生届をもとに保健所が感染者から、体調や必要事項の聞き取りを行い、病院や宿泊療養などの療養先を決める。

一方、それ以外の人たちは自分で検査するか、医療機関を受診する。自己検査を希望する場合、都道府県が設置した「健康フォローアップセンター(FUC)」から抗原検査キットを送付してもらう。検査で陽性の場合は陽性結果を健康FUCに伝え、陽性者登録を行う。感染者の人数と年代は都道府県に報告される。重症化リスクなどがない、これらの人たちは原則、健康FUCによる電話での健康相談などを受けながら自宅療養する。

2類相当から5類への動き

新型コロナウイルスが感染症法上、「2類相当」に位置づけられていることについて、加藤勝信厚生労働相は2022年11月30日、厚労省のアドバイザリーボードの会合で、見直しに向けた議論を本格的に始めるよう要請した。

――かつて結核やハンセン病などの患者が強制収容されるなど著しい人権侵害が行われてきた感染症の歴史があります。日本の感染対策は、感染症法に基づいて行われています。過去の反省を踏まえて、患者の人権を守りつつ、患者に適切な医療を提供し、国内の感染拡大を防ぐことを目的として、何度も感染症法の改正が行われてきました。今回のコロナ禍、感染症法の内容に沿って厳格に感染対策が行われてきたのでしょうか。

コロナ禍で日本は法改正なしに法律の弾力的な運用を行ってきました。新型コロナウイルスは感染症法上、「新型インフルエンザ等感染症」に指定され、「2類相当」の厳しめの対応が取られてきました。感染者は全員、入院させることになっていましたが、自宅療養が認められました。濃厚接触者の自宅などでの待機期間も短縮されました。以前は保健所が毎日健康観察を行っていましたが、個人の判断に委ねられることが増えています。あえて言えば、既に「2類相当」から、「5類相当」の方に法律を変えず、徐々に部分的に引き下げてきました。

――政府は11月頃からコロナの分類を見直すと明言し始めました。

感染症法改正案が11月8日に衆議院で、12月2日に参議院で可決され、成立しました。法律の付則に、新型コロナの感染症法上の位置づけなどについて検討するとされています。これはとても重要なテーマです。

分類の見直しに関しては、いくつかの点を明確にしなければなりません。例えば、①コロナが感染症法で定める、どの分類にあてはまるのか、②このウイルスの重症化率や死亡率は、どのくらいなのか、③有効な治療薬があるのか、④ワクチンの接種率はどのくらいか。このウイルスに免疫がある人はどのくらいいるのか、⑤医療提供体制に、どのくらいの負荷を与えているのか――などがあります。さらに、一般医療とコロナ医療のバランスをどうするか、高齢者医療の標準化をどうするか、などは価値観の問題も関係するので国民的なコンセンサスが必要になってくると思います。また、そもそも、5類にするというのは何が目的か、という視点も重要です。5類にダウングレードすれば、何が解決され、どんな新たな課題に直面するか明らかにする必要があります。

5類になってもコロナ患者さんはいますので、病床が逼迫する危険性はあります。感染者が増えれば高齢者の入院は増えて、亡くなる方も当然増えます。第7波では死亡率が低かったと言われますが、感染者数がこれまでに比べて桁違いに多かったため、死亡者はかなりの数に上りました。

【超過死亡】

コロナ禍では、パンデミックによって失われた命の全体像が必ずしもしっかりと把握されていない。死亡者数が例年の水準と比べてどれほど上回ったかを推定する「超過死亡」は、社会的要因も含めたコロナ感染拡大の影響を浮き彫りにすると注目されている。

超過死亡には、感染者の死亡以外に、①検査が十分に行われなかったりして、コロナが直接の死因と診断されなかったが、実際はコロナが死因だった、②コロナが直接の死因ではないが、医療の逼迫でコロナ以外の患者が入院できなかったり、外出自粛の影響で生活習慣病など持病が悪化したりして死亡した。または、経済的困窮から自殺した――など、コロナが直接的または間接的に影響を与えたすべての死亡が含まれる。

日本の超過死亡とコロナによる報告死亡数

▼：マイナス

	国立感染症研究所の推計＊	WHO の推計	報告死亡数（厚労省による）
2020年	▼8855～▼43129	▼30139（▼19991～▼40682）	3459
21年	11475～50495	10668（▼1652～22690）	14926
22年	47330～113399	－	38881

＊2023年4月5日のアドバイザリーボード資料より

東日本大震災の時にも超過死亡が見られたように、コロナ以外の偶発的な要因も含まれるが、コロナ禍では、超過死亡のほとんどがコロナに関連していると思われる。

国立感染症研究所が2023年4月5日のアドバイザリーボードに提出した資料によると、20年は、例年より死亡が少ない「過少死亡」が見られ、「マイナス8855～マイナス4万3129」人だった。感染症疫学センター長の鈴木《すずき》基《もとい》氏は「過少死亡は世界でもまれな状況だ。日本は、ステイホームを呼びかけるなど、人と人との接触をできるだけ避け、しっかりとコロナの感染者数と死亡者数を抑えた。それだけでなく、季節性インフルエンザや細菌性の肺炎など、ほかの感染症の感染者・死亡者が例年に比べて非常に少なかったことが過少死亡の要因と思われる」と話す。

一方、21年、22年は超過死亡が見られ、21年は「1万1475～5万495」人、22年は「4万7330～11万3399」人だった。同時期に厚労省に報告された死亡数は21年が1万4926人、22年が3万8881人で、コロナによる報告死亡数よりかなり多い推計値が出た。

鈴木氏は「21年以降は、20年に比べると感染者数が多く、それに伴い

主な国の超過死亡数の国際比較
（人口10万人あたり。2020年と21年の平均）

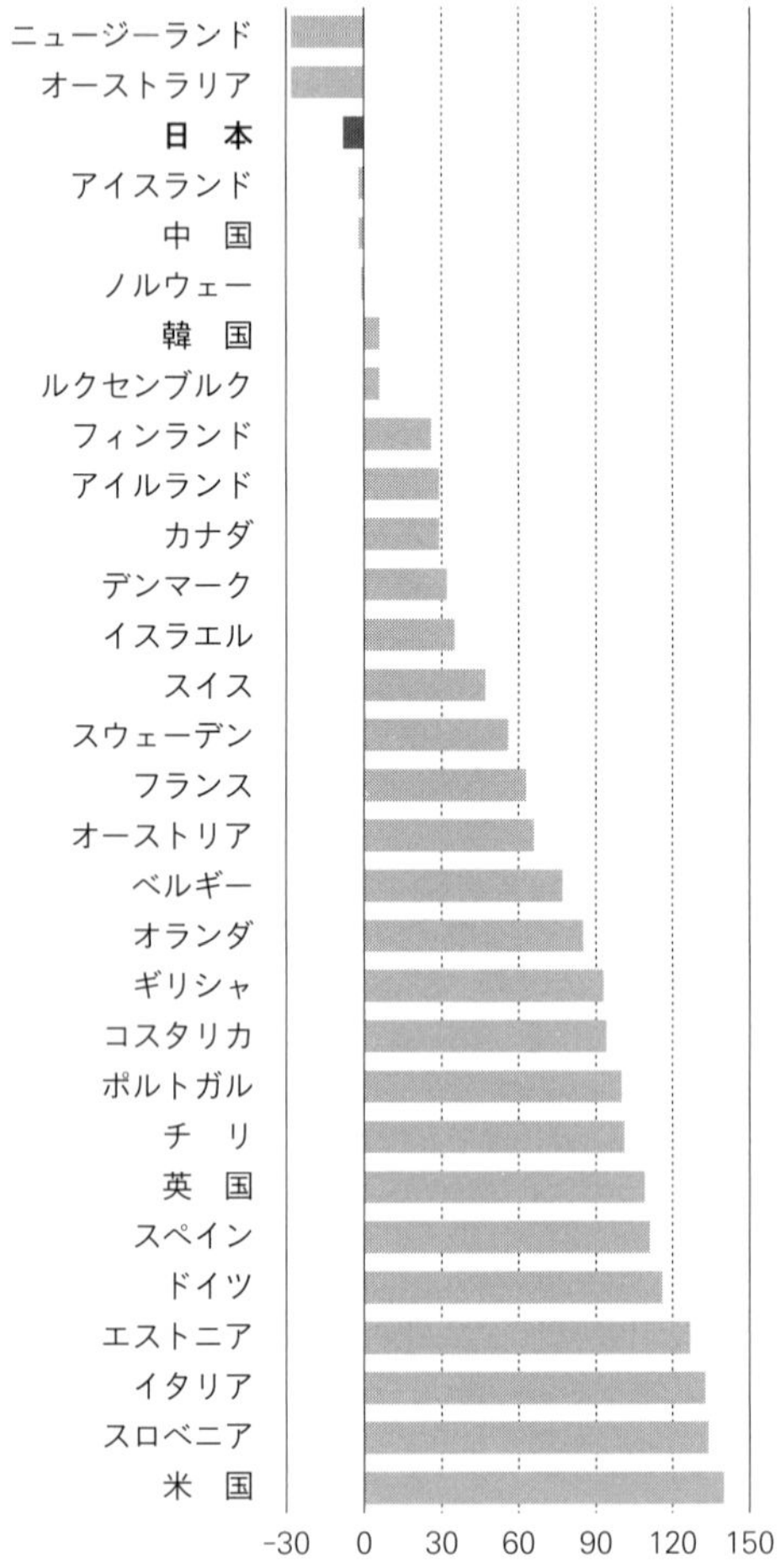

●新型コロナウイルス感染症対応に関する有識者会議（2022年６月15日）資料より

死亡者数が増えた。また、診断されていないが、実際は感染していて死亡した人も、報告数と同じくらいいると見られる。それに加えて、感染流行期には医療が逼迫し、コロナ患者がベッドを埋めたために、平時であれば入院できた高齢者施設の高齢者らが入院できずに亡くなったケースも多くあった」と超過死亡の要因を推測する。

ちなみに、季節性インフルエンザの超過死亡は、推計するのがとても難しいが、年間数千〜２万５０

００人ほどとみられ、21年と22年の新型コロナの超過死亡は、それよりもかなり多かったとみられる。
ＷＨＯは、20～21年における新型コロナウイルス流行による超過死亡が全世界で約１４８３万人にのぼるとの推計値を公表した。この推計値は、同期間中に報告されたコロナを原因とした死亡数の約３倍に相当する。

政府の新型コロナウイルス感染症対応に関する有識者会議が22年６月にまとめた資料に、ＷＨＯの推計値を基にした超過死亡の国際比較グラフが掲載されている。20年、21年それぞれの年の各国の人口10万人あたりの超過死亡を算出し、その２か年の平均値を取って比較した。

日本は過少死亡で、マイナス８だった。日本以外の主要国を見ると、米国が１４０、イタリアが１３３、ドイツが１１６、英国が１０９、韓国が６などで、日本は、かなり低い数字になっている。

第8章

感染症対策の司令塔

専門家助言組織のあり方を問う

日本は、感染状況に応じて対策を「微調整」しながらコロナ禍を乗り越えてきた。ただし、「縦割り行政」の弊害から、必ずしも効率的なコロナ対策が実行されてきたとは言えない。政府は、感染症対応の企画立案や調整を一元的に行う司令塔「内閣感染症危機管理統括庁」を2023年秋に発足させることを明らかにした。

政府と、政府に科学的助言を行う専門家助言組織のあり方も、大きな問題だ。「政府の意思決定のあり方が不透明だ」。尾身茂会長らは22年5月、コロナ対応を検証する会議の会合で、こう指摘した。分科会など専門家助言組織が政府に提言しても、その採否や判断理由、実行状況などについて、十分な説明がなかったという。

新たな感染症の脅威に備えるために、政治と科学・専門家の望ましい関係について議論を深める必要がある。

ハンマー&ダンス

日本は、「ハンマー&ダンス」と形容される施策でコロナに対応してきた。ハンマーとは、緊急事態宣言のように感染者を減らす強い施策のことで、ダンスとは、感染者数が落ち着いてきたところで、経済活動を再開し、次なる大波に備えることだ。

――日本以外の世界の国々も同じような対応を取ってきたのでしょうか。

このウイルスはゼロにできないことは既に述べてきましたが、人と人との接触が減れば感染者数は減るし、人の移動が増えれば感染者数は増える。日本の感染対策は、感染者が増え、医療の逼迫が深刻になるとハンマーを打ち下ろし、減ってくればダンスを踊らせるイメージです。

日本は、欧米や中国が行った「ロックダウン」のように強力なハンマーは持っていません。このため感染状況や医療逼迫の状況に応じて専門家による評価、提言をもとに政府が最終的な決断をして対策の強弱をつけてきました。

このウイルスはまだ変異を続け、不安定な状態です。季節性インフルエンザみたいに、感染者の増減が予想できるようになればいいのですが。感染が下火になった時、次にどのようなことが起こりえるのか準備しておくことが必要です。

中国でもスウェーデンでもなく

――尾身さん自身は日本のコロナ対策を、どのように評価されますか。

世界のコロナ対策には両極端があると考えると分かりやすいですね。中国は1例の感染者も出すまいという「ゼロコロナ政策」を取っていました。これは、「封じ込め戦略」です。もっとも２０２２年12月には突然、ゼロコロナ政策を見直して、コロナとの共生を目指しました。

一方、スウェーデンなどは最初から、ある程度の感染リスクを許容して経済を回すべきだと考え、国民に特別な行動規制を課しませんでした。感染者数が増えることは許容し、重症者への対応に注力する「被害抑制戦略」です。

中国のように感染者ゼロを目指すと、国民に大きな負担を強いることになる。一方でスウェーデンなどでは医療への負荷がかかります。

日本では、政府の新型コロナウイルス感染症対策専門家会議（のちの新型コロナウイルス感染症対策分科会）がコロナ上陸当初の20年2月24日、「これから取るべき対策の最大の目標は、感染の拡大のスピードを抑制し、可能な限り重症者の発生と死亡数を減らすことです」と指摘しました。感染者数を抑制し、死亡者数を一定数以下にとどめる「感染抑制戦略」です。

つまり、ゼロコロナは現実的ではないが、感染の拡大を放置してもいけない。私たち専門家は当初から、日本が実行すべき対策は、中国とスウェーデンの中間だと思っていました。その間で最適解にできるだけ近づこうと試行錯誤してきたのです。

――中国もスウェーデンも分かりやすい対応でした。日本はどちらの道もとらず、見えない最適解に向けて手探りで進んできたわけですね。

はい。日本のコロナ対策を振り返ると、安倍政権の時は、この感染症についての情報が極めて限られていたので、20年4月には、接触の機会をできれば8割、最低7割減らす緊急事態宣言を出しました。菅政権の2度目の緊急事態宣言の時には飲食などを介して感染リスクが高まることが分かってきたので、一律の行動制限ではなく、そうしたリスクの高い場面に集中したメリハリのある対策がとられました。

岸田政権になってからは、社会経済を徐々にもとに戻すことが、国の政策の基本になっていたので、緊急事態宣言を一度も出していません。

このように、日本の対策の特徴は状況に応じて対策の内容や強度を微調整してきました。この結果、これまでのところ、人口10万人あたりの累積の死亡者数は欧米諸国に比べて比較的低く抑えられてきました。しかし同時に様々な問題が明らかになりました。次回のパンデミックに備えて、じっくり検討する必要があります。

日本の特徴は「微調整」

——一般財団法人アジア・パシフィック・イニシアティブが「新型コロナ対応・民間臨時調査会（コロナ民間臨調）」を発足させ、政府の取り組みを中心に検証し、その成果を2020年10月、報告書にまとめました。欧米諸国と比べて日本は、人口あたりのコロナ死亡率が低く抑えられたことなどを評価する一方、政府のコロナ対応は「場当たり的な判断」で行われ、「結果オーライ」だったと指摘しました。この評価について、どのように受け止めていますか。

今申し上げたように、状況に応じて対策の内容や強度を「微調整」してきたことが、日本のコロナ対策の特徴ではないでしょうか。もちろん様々な課題も明らかになってきましたが、政府も専門家も試行錯誤を重ね、最適解に近づこうとしてきました。

微調整で対応することは、日本人の感覚にも合っていると思います。既に述べましたが、新型コロナウイルスの感染症法の位置づけを「2類相当」から、いわば「5類相当」に徐々に引き下げ、コロナ対策を微調整してきました。感染者は全員入院または宿泊療養させると定められていましたが、実際には自宅療養が認められました。濃厚接触者の自宅などでの待機期間も短縮しました。以前は保健所が毎日健康観察を行っていましたが、その後、個人の役割が増えました。法改正をせず、現実に合わせて微調整してきたのです。

世界には、感染者が増えてくると強制的なロックダウンや罰則付きによる外出禁止など厳しい対策を実行し、感染者が減ってくると対策を急に緩めるような、対策のアップダウンが激しい国もあります。一方、日本では対策は基本的に強制力がない「要請ベース」なのですが、対策を現状に合わせて微調整してきました。

加えて、日本人の行動のあり方や「ヘルスリテラシー（健康教養）」の高さがコロナ対策を下支えしてきたと思います。緊急事態宣言を出す前に国民は既に一部、行動変容していました。日本人は現状を理解し、自らの判断で行動を変える部分がありました。健康や医療に関する正しい情報を得て理解し、実行できるヘルスリテラシーが高く、政府や専門家が感染対策の大切さをしっかり説明すれば分かってくれます。

日本の保健・医療体制の整備も、改善の余地が多くあると思いますが、保健所や医療機関の人々の努力は、死亡者が比較的少なかったことに大いに貢献したと思います。

――国民の目線からすると、何度も同じ対策を繰り返しており、経験が生かされていないとの批判もありますが、どのように受け止めていますか。

確かに、そのような印象を持たれた方も多いかと思います。しかし、コロナに対する「万能薬」はどこの国にもありません。これをやれば、行動制限しないで済む、というような、完璧な対策はないのです。これについては多くの国が同じように悩んできました。その中で、日本は、最初は広範囲に自粛要請をしてきましたが、次第に飲食店などに焦点を絞った対策を実施してきました。その後は、社会経済を動かすことが主たる目的になり、緊急事態宣言は出していません。

【世界と日本の人口比コロナ死亡者数】

英オックスフォード大学の研究者らが運営するサイト「アワー・ワールド・イン・データ」によると、人口100万人あたりの累積死亡者数は2023年3月21日時点、日本が593人で、世界平均の863人に比べてかなり少ない。国別で見ると、日本は、アメリカの3296人、イギリスの3101人、フランスの2502人、ドイツの2037人、韓国の659人より少なく、シンガポールの305人より多い。日本は総じて死亡者数を低く抑え込んでおり、世界の中では「優等国」の一つだ。

しかし、日本は第8波に襲われた一時期に死亡者が多い国の一つとなった。23年1月19日時点、人口100万人あたりの1週間の死亡者数は24・02人で、世界平均の3・61人の約7倍だ。シンガポールの0・18人、ドイツの4・20人、韓国の5・46人、フランスの6・86人、アメリカの13・03人、イギリスの14・59人より多い。

政府の意思決定のプロセスが不透明

政府は、新型コロナウイルス対応を検証するための有識者会議を設置し、2022年5月11日、東京都内で初会合を開いた。分科会などに加わっていない有識者をメンバーとし、議論を重ね、6月15日に提言をまとめた。提言のポイントは、▽一元的に感染対策を指揮する司令塔組織を整備し、有事に招集する職員を平時から明確化する▽病床確保には平時から関係者間の情報共有や調整、役割分担・連携が必要▽都道府県を越えた入院調整で、国の権限を明確化すべきだ――などだ。有識者会議は、わずか約1か月という短期間に会議を5回、うちヒアリングを2回行っただけだった。首相経験者や省庁幹部の聴取が行われなかったことも批判された。

――5月20日に開かれた有識者会議のヒアリングで、尾身さんらが出席し、意見を述べました。

ヒアリングに提出した資料は、一緒に発言した国立感染症研究所の脇田隆字さんや私の個人的な考えではなく、短い準備期間でしたが、経済関係の専門家も含めた分科会のメンバーでかなり議論して作ったものです。

これまで政府に対しリスク評価に基づく提言を行ってきましたが、ヒアリングでは、私たちの考えを四つの観点でお話ししました。それは、①緊急事態宣言など特措法による措置の課題やクラスター対策などについての「パンデミックの対応戦略」、②政府と専門家の役割分担についての「科学的助言と政府の意思決定」、③PCR検査体制の強化のスピードが遅かったことなどについての「検査体制」、④日本は民間病院が多く、国や都道府県による一律の入院調整などが難しかったことなどについての「医療提供体制」――です。

四つの観点の中の「科学的助言と政府の意思決定」では、まず、厚労省の専門家助言組織であるアドバイザリーボード、政府の新型コロナウイルス感染症対策分科会の役割について説明しました。アドバイザリーボードがリスク評価を行い、分科会がそれに基づいて対策を政府に提言します。政府と専門家の意見が異なり、専門家の提案を採用しない場合は、その理由を説明するのも政府の役割です。これまでを振り返ると、政府と専門家の役割分担が、必ずしも明確でなかったことは次回への課題だと思います。

これまで我々は68の提言（22年5月時点）をしてきましたが、ほとんどの提言を政府は採用してくれました。しかし、専門家の提言を採用しなかった場合の理由などについて必ずしも、十分に説明されてきませんでした。政府の意思決定のプロセスが不透明だと感じたことがありました。

――コロナ対応を検証する有識者会議は、尾身さんへの意見聴取時間が7分に過ぎないなど、検証が甘いと指摘されていますが、どのように評価されていますか。

検証すること自体、とても良いことだと思います。あれがキックオフで、もう少しじっくり時間をかけて検証すべきだと思いました。また、第3者が加わることはもちろん重要ですが、実際に対策に関与した政治家、官僚、専門家などの公式な発言や提案書、実際の政策のペーパーなどファクトベースでの検討が求められますね。専門家の提言の内容については検証はほとんど行われていないと思います。

最適解を見つけるには

――新型コロナウイルスの感染症対策と社会経済活動の維持は、両立が難しいトレードオフ（二律背反）の関係にあります。両者をバランスさせた「最適解」は見つかるのでしょうか。

世界各国は、それぞれ最適解を求めて試行錯誤してきましたが、最適解は必ずしも一つとは限りません。最適解になるべく近づくには、多角的な見方・視点が必要です。

ゴールデンウィーク後に感染が急拡大した場合の対応として、分科会が２０２２年4月27日に提示した「４つの考え方」について説明しましたが、政府からは「分科会として一つの方向性を出してもらわないと困る」という意見もありました。確かに、医療関係者や経済学者など、様々なバックグラウンドを持つ専門家が参加している分科会で、いろいろな観点から検討し、「この対策がベスト」というコンセンサスが得られれば、わざわざ選択肢を示す必要はありませんでした。

しかし、コロナ禍が長く続き、社会経済の活発化と感染対策のバランスをどう取るかについては、分科会のメンバーの中でも、それぞれの置かれている立場、価値観などが異なり、分科会としてのコンセンサスを得ることが難しくなってきました。ある意味この多様性は健全だと私は思いました。このことは、記者会見でも率直に申し上げました。

コロナ対策の最適解に近づくプロセスは、まさに「複雑方程式」です。世の中にはいろいろな意見、価値観を持つ人がいるので、すべての人が納得する施策はあり得ない。これがパンデミックなど危機における特徴だと思います。このような状況で、様々な価値観や考えを持つ人々の意見を聞いた後、最終的に決断を下すのは選挙で人々の信任を得た政治家にしかできません。

――分科会の現状は、経済・財政政策の司令塔である経済財政諮問会議のように、景気対策などをにらみながら専門家が意見を言っている状況に似ています。経済財政諮問会議は年に1回、「骨太の方針」を出しますが、コロナの感染状況などは予測がつかないので、大方針を示すのは難しいですね。

コロナ対策に関しては、政府対策本部は、対策の指針となる「基本的対処方針」を定めています。ただし、このウイルスは変化が激しく、状況はめまぐるしく変わります。例えば、デルタ株による第5波とオミクロン株による第6波・第7波では、感染者数、重症化率、医療の逼迫度などの点で大きく異なります。大方針を一度決め、それを全国一律に適用するということでは常に変化している感染状況に対応することはできません。このため、基本的対処方針も、その都度、改定してきました。

検査体制が拡充され、治療薬やワクチンが登場するなど、医療環境は当初より格段に整ってきました。しかし、ワクチンの効果は徐々に薄れていく。また、ウイルスの性質は常に変化している。このように様々な要素が絡むと、年1回方針を出すだけでは対応できません。それがこの病気の本質です。これがリアリティです。現実を無視することはできません。

状況に合わせて対応を細かく修正してきた点に日本の感染対策の特徴があります。マスクの着用を義務化したり、撤廃したりと、急に対策を変更するイギリスのように、欧米のリーダーは強いリーダーシップを発揮して対策を実行してきました。日本は、対策を劇的に修正するのではなく、微調整しています。試行錯誤を繰り返しながら、現状に適した対策をとってきました。

ただ、課題もあります。対策を微調整する時に、政府は国民への説明の仕方をもう少し工夫すべきだと思います。また、時に対策の立案・実行にスピード感が欠けていたことも否めません。

国の権限を強めるべきか

――官房長官だった菅義偉氏が、竹中治堅《たけなかはるかた》・政策研究大学院大学教授と、国と地方の権限などについて討論した対談が「中央公論」2020年10月号に掲載されました。その中で、竹中氏は「感染症は安全保障に相当する面がある。（地方に感染症対策を任せた場合、例えば）ある市が対策に熱心だが、別の市が熱心でないため被害を受けることもある。権限を地方から国に移譲することは検討可能か」との質問に、菅氏は「そういう指摘は考えられる。国と地方の権限は再検証が必要だ」と答えていました。尾身さんは、国と地方の権限について、どのように考えていますか。

感染症・公衆衛生の専門家という立場でみると、国が権限を強めるというよりは、国と地方自治体の役割・責任をあらかじめ明確にすべきだったと思います。感染症は永田町や霞が関の会議室で起きているのではなく、現場で起きているのです。感染症が医療にどのくらい負荷をかけているのか、人々への影響はどのくらいか、などは、地域によって大きく異なります。その状況を一番知っているのは、当然、都道府県なのです。そのようなリスク評価は都道府県が行い、主体的に感染症対策を行うべきだと思います。

一方、国の役割は、ウイルスの特徴を踏まえて大きな対策の枠組みを示すことです。そのためには、国は都道府県の意見をしっかり聞いて、最大公約数である大方針を作ることが大切です。

例えば、地方によって個人情報保護の扱いが異なることがありますので、統一的な基準を示す必要があります。また、下水中のウイルスを検査・監視する下水サーベイランスは、無症状感染者を含めた感染状況を把握することができますが、異なる手法で行っていては、全国比較はできず、意味がありません。これらは、国がリーダーシップを発揮すべき分野です。

また、高齢者施設に入所している患者の治療をどのように行うのか、という問題では、施設の協力医に任せるのは酷です。国が関係学会と協力して、標準的な治療法などをまとめたガイドラインを作成し、全国に示すことが大切です。

知事による「政策コンペ」

――コロナ禍を振り返ると、都道府県知事による「政策コンペ」が繰り広げられてきました。競って独自の政策を打ち出し、「～県モデル」と称してアピールしました。大阪府の吉村洋文《よしむらひろふみ》知事が202

0年8月、感染者がポビドンヨード入りうがい薬を使用したところ、唾液の検査で陽性となる割合が減ったとの研究結果を発表し、「感染拡大防止に寄与する可能性がある」と発言しました。「使い方を誤ると害になる可能性もあり、知事の勇み足だ」などと批判されたこともあります。尾身さんは、このような状況をどのように見ていましたか。

知事は選挙で選ばれる人ですから、リーダーシップを発揮して、何か新機軸を打ち出し、発信したいという気持ちは理解できます。コロナ禍という有事では、分からないことが多くあり、新しい政策を立案・実行しやすい環境にあります。

もちろん、何の科学的根拠もない政策はダメですが、都道府県知事がリーダーシップを発揮して住民のために、地域に合った政策を行うこと自体は、とても良いことです。とりわけ、様々な意見や価値観がぶつかり合う難しい局面で、幅広い分野の関係者の意見を聞いて、総合的に判断して対策をまとめ、自分の言葉で住民に説明する。都道府県知事らリーダーには、そのような役割を期待しています。

なぜ日本の医療は逼迫するか

——日本は、人口あたりの病床数が世界の中でトップレベルにあるのに、すぐに医療が逼迫してしまいます。何が問題なのでしょうか。

日本は病院のベッド数がそれなりにあるのですが、病床あたりの医師数は先進国の平均以下で、看護師も含めて医療スタッフの数が足りず、コロナ患者を受け入れるのが大変でした。また、日本の医療機関は民間病院が多く、病院経営を考えるとコロナ患者を受け入れるのに慎重になりがちです。国が病床確保など関与できるのは公的・公立病院だけで、民間病院に患者の受け入れを強く要望することは、なかなかできないのです。

また、日本は、ICU（集中治療室）やECMO（体外式膜型人工肺）などの設備が整っている大きな病院は少なく、中小病院が多いです。一般病床とコロナ病床をゾーン分けするのが難しく、十分にコロナ病床を確保できないのが現状です。

日本は社会の高齢化を踏まえて、長期の入院が必要な患者らを受け入れる慢性期病床を増やし、心臓病や脳卒中など急性期治療を行う急性期病床を削減してきました。これは仕方がないことなのですが、感染症患者をすぐに診療できる急性期病床が少なくなってきたことも、医療逼迫の一因かと思います。

地域の実情に応じて必要な医療提供体制を整えるために作成する「医療計画」には、患者が多い「がん」「脳卒中」「急性心筋梗塞」「糖尿病」「精神疾患」の5疾病と、地域住民にとっての重要分野である「救急」「災害」「へき地」「周産期」「小児」の5事業が明記されていますが、「感染症」が取り上げられていませんでした。

日本の感染症の歴史を振り返ると、「国民病」「亡国病」などと恐れられ、国民の命を脅かした結核による死亡率は、特効薬のストレプトマイシンが登場した1950年代以降、劇的に低下しました。その後も医療が進歩し、次第に感染症の脅威に目が向けられなくなっていきました。しかし、専門家の間では、新たな感染症によりパンデミックが起きるのではないか、との危機感はずっとあったのです。今回の経験により、医療計画に「新興感染症等の感染拡大時における医療」を新たに加え、6事業とすることが決まりました。

病院だけでなく、保健所も逼迫しましたね。これも近年、保健所を減らしてきたという背景があります。保健師さんたちは頑張っていたのですが、感染者数の急増に業務が追いつかなくなりました。

——感染症に強い社会を作るために、どのような医師が必要でしょうか。

今後、どのような医師が国民に求められるのか、という点について、私は持論があります。若いお医者さんは、がんや心臓病などの専門医を目指す傾向があります。もちろん、そのような専門的な知識と技術を持った医師はこれからも極めて大切だと思います。

ただ、普段、患者さんが接するのは、開業医や、病床200床以下くらいの中小病院の勤務医です。そのような医師は、感染症も含めて、様々な病気について治療やケアができることが重要です。年齢や性別、臓器にかかわらず、様々な体や心の問題に対して診療できる医者は「総合診療医」「家庭医」などと呼ばれますが、このような医者が日本は少ないですね。患者個人の持病や生活上の課題を理解した上で診療してくれる医師が身近にいれば、コロナに感染した時も安心です。今後、増やしていくべきだと考えています。次なる感染症に備えて、日本は現状の医療を検証して、問題点を解決していく必要があると思います。

【日本の医療提供体制の特徴】

先進38か国が加盟するＯＥＣＤ（経済協力開発機構）の２０２０年または21年時点のデータ（データにより非加盟国のロシアなども含む）によると、人口１０００人あたりの病床数は、日本は12・６床で韓国に次いで2番目に多い。トップの韓国は12・７床、３番目のドイツは７・８床だ。

人口１００万人あたりのＣＴ（コンピューター断層撮影）検査機器数は、日本が１１６で、２番目のオーストラリアの69に大差をつけてトップだ。

一方、人口１０００人あたりの医師数は、日本は２・６人で全体の29番目と圧倒的に少ない。トップのオーストリアは５・５人、２番目のノルウェーは５・２人で、日本は、これら2か国の半数以下だ。

人口１０００人あたりの看護師数は、日本は12・１人で全体の7番目に多い。トップであるスイスとノルウェーの18・４人、３番目であるアイスランドの15・１人より少なく、ドイツの12・１人と同数で、アメリカの12・０人、イギリスの８・７人より多い。

日本は、病床数は多いが、病床あたりの医師数や看護師数が少なく、人材が広く薄く配置されている。

病床確保を義務づける感染症法改正

――コロナ禍では、病床が十分に確保できずに逼迫し、感染者が自宅療養を余儀なくされたり、高齢者施設の入所者が感染しても入院できなかったりする事態が相次ぎました。そこで、政府は、都道府県知事が、公的・公立病院や高度な医療を提供する特定機能病院などと、あらかじめ協定を結んでおき、感染症流行時に病床などの提供を義務づける改正感染症法を2022年12月2日に成立させました。この仕組みは効果を発揮すると思いますか。

ある程度は、病床の逼迫の解消につながると思います。ただし、日本の医療機関の多くは小規模な民間病院なので、効果が限定的になる可能性があります。また、感染症患者をすぐに診療できる急性期病床が少ないことや、人口あたり、またはベッド数あたりの医師が少ないことなど、根本的な課題が解決されないと、これまでと同じように病床が逼迫する可能性があります。あらためて、病院の集約化や医療のDX(デジタルトランスフォーメーション)化など感染症に強い医療提供体制を検討する必要があると思います。

【改正感染症法】

改正感染症法の柱は、大きく分けて①感染症流行時の保健・医療提供体制の強化、②ワクチン接種の体制整備、③水際対策の実効性確保——の3分野だ。「感染症流行時の保健・医療提供体制の強化」では、都道府県知事が、病床、発熱外来、後方支援などの医療提供体制について、事前に医療機関と協定を結ぶ仕組みを導入する。地域の中核的な役割を担う公的・公立病院、大学病院など高度な医療を提供する特定機能病院などに対し、流行時に病床の提供を義務づける。協定に従わない場合は勧告・指示ができる。対象となるのは、全国の約8200病院のうち、2割にあたる約1700病院。残る8割にあたる民間病院は義務づけられない。

「ワクチン接種の体制整備」では、厚労省や知事が、歯科医師と救急救命士などにワクチン接種の注射行為を要請できる仕組みを作った。「水際対策の実効性確保」では、検疫所長が入国者に自宅などでの待機を指示し、外出の有無の報告を要請できる制度を導入した。これら多くの規定は2024年4月1日に施行される。

デジタル敗戦

感染者と接触した可能性を知らせるスマートフォン用アプリ「COCOA（ココア）」で、接触通知が届かないなどの問題が2021年2月以降に相次ぎ、政府は運用を22年末までに事実上停止した。1人10万円の特別定額給付金を迅速に国民に届けるため、自治体はマイナンバーカードを使ったオンライン申請を受け付けたが、トラブルが相次ぎ、紙での申請に戻したところもあった。患者の入院先を決める都道府県の保健所などは紙に頼った調整を続けた。政府は21年9月、デジタル庁を設置して挽回を図っているが、「デジタル敗戦」と批判された。

――台湾や韓国などではコロナ対策にIT技術を活用して効果を上げていると聞きます。

日本がデジタル化に遅れたというのは、医療以前の深刻な問題でもありますね。コロナ禍で現場には感染症発生状況のデータなどがあるにもかかわらず、医療のデジタル化の遅れなどもあって必要な情報が迅速に自治体間などで共有されませんでした。これは私ども専門家が感じた最も強いフラストレーションでした。膨大なデータがあるのに、効率的、効果的に収集・分析ができない。医療デジタル化の遅れは、コロナ対策を考える上で大きな「足かせ」となりました。

データが収集できないもう一つの大きな理由が、個人情報保護の問題です。個人情報の扱いが各自治体によって異なり、必要な情報がタイムリーに入手できませんでした。プライバシーを尊重しつつ、感染対策のために情報を活用するにはどうすればいいか、感染症の専門家やITの専門家に加えて、個人情報保護の専門家なども交えながらしっかりと議論する必要があると思います。「COCOA」の問題もITのプロと現場の医療関係者の双方がその開発に連携し、関与すれば、状況は変わっていたかもしれません。

政治力で困難な課題解決を

――課題解決に向けて日本のコロナ対策は何が足りなかったと思いますか。

菅首相が河野太郎《こうのたろう》氏をワクチン担当大臣に据え、「1日100万回接種する」という大号令を出し、ワクチン接種を国家プロジェクトとして取り組んだのは、すごくよかったですね。

PCR検査についても、担当の大臣を指名して、政治力を使って検査体制を充実させるべきだったと思います。PCR検査の体制拡充や検査を広く実施することに関しては厚労省と内閣府でちょっと見解の違いがありました。

つまり、政府として方向性が必ずしも一本にまとまっていませんでした。私ども専門家は何度か、政治家をトップに据えて国家を挙げてPCR検査体制強化のための組織の設立を提案しました。ワクチン接種の実績から考えても、政治力を使えば困難な問題を解決できる場合もあると思います。

鼻の入り口付近から採った粘液や唾液を使って、自分で新型コロナウイルスに感染しているかどうかを調べることができる「抗原検査キット」は、なかなか薬局やドラッグストアの店頭で入手できるようになりませんでした。抗原検査キットがもっと早く普及していれば、発熱外来で検査待ちの人が列をなすような事態が避けられ、発熱外来を担当する医師らの負担も軽減できたかもしれません。

この問題は、官庁内の一つの部署だけでは対処できないと思います。検査キットメーカー、医療機関、検査機関、流通など様々な分野の人たちが関係してきますし、検査のクオリティコントロールの問題もあるのでとても複雑です。政治家がトップに立ち、抗原検査キットを使った検査体制の整備を強力に進めるべきだったのではないでしょうか。

もちろん我々だって完璧ではないし、すべてを知っているわけでもありません。これまでの経験から、様々な分野の人たちが集まり、複数の視点から議論を深めることが大切だと感じました。そうすれば、良い解決策を見つけることができるはずです。

政治に翻弄される感染対策

——大きな感染の波となった「第7波」前の参議院選挙期間中、2か月半にわたって分科会が開かれないことがありました。政治によって感染対策が影響を受けたことは、他にもありましたか。

感染症の歴史を振り返ると、「政治」に影響されたことは、何度かありました。民主党政権時代、2009年に流行した新型インフルエンザに対するワクチンの1回または2回接種、どちらが適切かの問題です。我々専門家は、日本の臨床試験の結果やこれまでの経験を踏まえて原則1回の接種を勧めました。これに対して、政府側の政治家が「妊婦の場合、1回接種のみで免疫がつくかどうかは、結論づけることができない」などとして、結論が先送りになりました。

我々専門家は、妊婦さんは一般論として普通の人よりも多少免疫反応が落ちるという政府の考えには同意しましたが、新型インフルエンザワクチンの有効性については、妊婦の人も一般の人も同様に反応すると、過去のデータから考えていました。その後、さらなる臨床試験が必要だという政府の意見を踏まえ、実施されましたが、結果的には、「妊婦さんも原則1回の接種で大丈夫」だという結果が出ました。このため、約1、2週のワクチン接種の遅れが生じてしまいました。

政治判断は当然、最終的には政府や政治家が行うべきなのですが、感染症という専門的なイシュー（問題）なのですから、判断する前に、我々の意見をじっくり聞いてほしかったですね。それによって、より合理的な判断ができると思うのです。

感染症は政治日程などに合わせてくれません。国会閉会中であろうと、コロナ対策が決定されないと、対策は後手後手に回りかねません。

感染症対策の司令塔

新たな感染症の襲来に備えて政府は、感染症対策の司令塔となる「内閣感染症危機管理統括庁」を、内閣官房にある新型コロナウイルス等感染症対策推進室を改組して2023年秋に発足させる。一方、専門家組織として、国立感染症研究所と国立国際医療研究センターを統合し、米疾病対策センター（CDC）にならった日本版CDCとも言うべき「国立健康危機管理研究機構」を25年度以降に創設する。

──パンデミックという国家的な危機は、あらゆる分野に影響を与えます。それなのに、内閣官房、医療提供体制の整備やワクチンの調達などを担う厚労省、水際対策などを担当する外務省、地方自治体との調整を担当する総務省、経済政策などを担う経済産業省などが、それぞれ縦割りで対策を検討し、必ずしも効率的なコロナ対応が行われたとは言えませんでした。内閣感染症危機管理統括庁という組織ができれば、解決されるのでしょうか。

統括庁はもちろん必要だと思いますが、中身も重要です。一番大きな問題は、日本は過去の教訓をすぐに忘れてしまいがちなことです。09年の新型インフルエンザが流行した時、PCR検査体制の強化、保健所機能の強化、リスクコミュニケーションのあり方、国と専門家のあり方など、今回のコロナ禍でも直面した課題が指摘され、報告書がまとめられました。しかし、その経験が、度重なる政権交代や自然災害もあって十分に生かされませんでした。

感染症対策に関わる危機管理を専門に担う組織や人員体制の大幅な強化など様々な課題を指摘した報告書がまとめられたのに、残念ながら活用されませんでした。コロナでは新型インフルとは比較にならないほど大きな被害を受けましたから、政府は本腰を入れて対策を練り、次なる感染症に備えると思いますが。

危機管理統括庁という組織ができれば、人員は確保されるとは思います。ただし、実効性がある感染対策を適切に実行する「システム」を作ることが重要です。

日本は有事になって迅速に対応できるサージキャパシティ（緊急時対応可能能力）が質・量とも不足していました。病床はたくさんあるのに入院できなかった。保健所が逼迫してPCR検査が十分に行えなかった。これは、日本の保健・医療システムにおける本質的な問題です。

統括庁にはこうした問題を克服できるような組織になっていただきたいと思います。それには、民間や外部の専門家も参加した体制づくりが求められます。平時からの準備が必要だと思います。

【新たな感染症危機管理体制】

内閣感染症危機管理統括庁は、感染症対応の企画立案や調整を一元的に担う。平時は38人が専従し、緊急時には101人態勢となる。招集する職員はあらかじめリスト化しておき、迅速に増員できるようにする。トップは「内閣感染症危機管理監」で、首相が官房副長官の中から指名する。「内閣感染症危機管理対策官」には厚生労働省の医務技監を充て、同庁と厚労省が一体的に対応する。

また、厚生労働省は感染症対応の取りまとめ役を担う「感染症対策部」（仮称）を2023年度中に設置する。197人体制で発足させる予定で、平時には感染症対策を企画立案する。有事には、内閣感染症危機管理統括庁との連携を図る。感染症対策部と危機管理統括庁は、同時期の発足となる見通しだ。

一方、国立感染症研究所と国立国際医療研究センターを統合して創設する「国立健康危機管理研究機構」は、政策判断のもとになる科学的知見の収集・整理・分析、治療薬の知見などに関する国際的ネットワークの構築、感染症に関する人材育成、治療法の開発など臨床研究の推進――などの役割を担う。

政治と科学のバランス

世界の国々は、政治と科学のバランスを取ることに苦心してきた。米国の大統領首席医療顧問のような専門家個人や、日本のコロナ分科会のような組織が政府に助言しているが、必ずしも、うまく機能しているとは言えない。日本の専門家会議や分科会も政府と意見が一致せず、両者の関係に「きしみ」が生じたこともあった。

――海外で政府と専門家が良好な関係で的確な感染対策を行ってきた国はありますか。

どこの国でも苦労しています。この問題の核心は、専門家が政府から独立しながらも、しっかり意思疎通を図って連携していかなくてはならないということです。

私が見る限り、政府と専門家の関係がうまくいったのは、韓国とシンガポールだと思います。韓国は、感染症対策の司令塔「疾病管理庁（KDCA）」が強い権限を持って対策を実行してきました。感染症の専門家が常に政府の中に官僚としているのです。日本で言えば、アドバイザリーボードの委員が政府の役人としているような感じです。彼らがしょっちゅう、政府の政治家と話し合っています。だから、比較的、一体感がある。日本の場合、厚労省は医師免許を持った医系技官がいますが、約2年ごとに部署を異動しており、感染症だけを担当しているわけではありません。シンガポールは、02年以降に流行したSARSで犠牲者を出した経験を教訓として、新たな感染症の襲来に備えて体制を整えてきました。

緊急事態になると設立される英国の科学的助言グループ「SAGE（セイジ）」が専門家助言組織のお手本のように語られていますが、英国はコロナ禍当初は政策が迷走しました。

ボリス・ジョンソン首相（当時）は多くの国民がコロナにかかることで「集団免疫」をつけて流行の収束を目指す方針で臨みました。つまり、「基本的には感染対策を何もしなくていい」という戦略で、首相の記者会見にはSAGEのトップも同席しました。しかし、その後、方針転換してロックダウンしましたが、対策の遅れが批判されました。また、感染症の専門家らが反対したのに政府はロックダウンを解除してしまい、多くの死亡者を出しました。総じてヨーロッパは感染を上手に制御したとは言えない状況でした。

米国は、国立アレルギー・感染症研究所所長のアンソニー・ファウチさんが大統領に意見を具申しました。ファウチさんは、トランプ大統領（当時）が抗マラリア薬のひとつ「クロロキン」がコロナに効果があると言い出した時、有効性やリスクが確認されていないと適切に批判したことで称賛を浴びました。しかし、ファウチさんはワクチンを製造している研究所の所長であったため、利益相反の疑いについて批判がありました。

どこの国でも政府と専門家の間では課題がありました。

専門家助言組織のあるべき姿は

――では日本は、どのような専門家助言体制を構築すればよいのでしょうか。

外国の専門家助言体制をまねしても、うまくいきません。政治や社会の体制が違うのですから。我々は3年余、コロナを経験してきました。うまくいった対策は何か、どんな課題があったのか、しっかりと検証する必要があります。2022年6月に新型コロナウイルス対応を検証する有識者会議が提言をまとめましたが、時間も限られていました。実際に感染対策に従事した政治家や官僚、専門家などが何を発言し、どんな文書を残し、何をしたかなど、公表されている資料をもとにしたファクトベースの検証が求められると思いました。

国内外の企業、行政機関・団体、感染症の専門家らが集まる国際会議「第9回日経・FT感染症会議」（日本経済新聞社主催、英フィナンシャル・タイムズ共催）が22年11月15日と16日に東京都内で開催され、私もその会議に関与しましたが、その会議で「緊急提言――感染症対策の司令塔のあるべき姿」をまとめ、岸田首相に手渡しました。ある程度、第三者的視点を加えた提言になったと思います。

提言では、あるべき助言組織の姿として、平時から「次のパンデミックに備え、有事のあるべき姿」について関係者間で話し合って合意しておくことが大切だと指摘しました。具体的には、国と専門家の関係、国と自治体の関係、リスクコミュニケーションの問題などについて、ある程度のルールを作っておく必要があります。

コロナ禍では、分科会やアドバイザリーボードのメンバーらが個人的な知り合いに声をかけて分析や評価をしてきた面があります。まさに手弁当です。平時から政策提案などにあたる多様な分野の専門家集団を作っておくことが必要です。ワクチンの研究開発に当たる企業や医療機関などとともに「ネットワーク」を平時から構築しておくことも重要です。このネットワーク、司令塔となる「内閣感染症危機管理統括庁」、連携役を務める「厚生労働省感染症対策部」（仮称）の3者が分担して役割を果たす体制が求められます。

【海外の専門家助言体制】

韓国はコロナ禍当初の2020年6月、保健福祉部（日本の厚生労働省）のもとで前身の疾病管理本部を「疾病管理庁（KDCA）」に格上げした。KDCAは予算と人事を独自に行使し、感染症関連の政策の立案から実行まで、ワンストップで行った。初代長官は、公衆衛生学修士や予防医学の博士号を持つ女性の鄭銀敬《チョンウンギョン》氏（22年5月退任）が務めた。

15年にMERSの流行で38人の犠牲者を出したことを教訓としてコロナ禍前から感染症対策を強化してきた。コロナ禍でドライブスルー方式を導入するなど、いち早く検査体制を充実させたことは国際的にも評価されており、政府は自らのコロナ対策を「K防疫」と称した。

シンガポールは、02年から03年にかけて流行したＳＡＲＳで33人の死者を出した。韓国同様、過去の教訓を生かして強力にコロナ対策を実行した。コロナ禍初期、保健大臣と国家開発大臣が共同で主導する多省庁タスクフォースを設立。医療や公共事業など必要不可欠な事業以外では職場を閉鎖するシンガポール版ロックダウン「サーキットブレーカー」、国境封鎖などの国境管理、移民労働者コミュニティーの感染対策に焦点をあてて対応した。

日本の厚労省資料などによると、「サーキットブレーカー」対策期間中、外出時マスク着用義務や自宅待機命令に違反した場合は罰金を科した。感染者を監視付きで隔離したり、警察官らを動員して感染者の接触者を追跡したりするなど、徹底した「封じ込め策」を実施した。しかし、ワクチン接種が進んだ21年半ばから、各種制限の緩和を行った。

欧米の専門家助言体制については、国立国会図書館利用者サービス部科学技術・経済課の榎《えのき》孝浩《たかひろ》氏が21年７月に発表した論文「ＣＯＶＩＤ－19に関する英独仏米の科学的助言と課題」（研究・イノベーション学会誌「研究 技術 計画」）で詳述している。

英国では、首相や内閣に科学・技術に関連するすべての事項について助言する「政府主席科学顧問」と、保健・医療分野の高級官僚である「主席医務官（チーフ・メディカル・オフィサー）」が置かれている。コロナ禍で重要な役割を担ったのは、緊急事態において科学的助言を提供するグループ「ＳＡＧＥ」だ。コロナについては、政府主席科学顧問と主席医務官が共同議長を務め、感染モデルや行動科学、子どもや学校など、９つの小委員会などが設置され、21年２月時点で２５０人を超える専門家が参加したという。

ドイツでは、連邦政府の感染症研究機関である「ロベルト・コッホ研究所」の任務が拡充され、感染対策の立案に貢献した。事務レベルでは内務省と保健省を中心としたタスクフォースが設置された。コロナ禍当初から、SARSウイルスの発見者であるシャリテ大学病院ウイルス学研究所所長のクリスチャン・ドロステン氏、ロベルト・コッホ研究所所長ら医学や公衆衛生の専門家が、首相や内閣のアドバイザー役を務めた一方、メルケル政権では、英国の「SAGE」のような助言組織は作られなかった。ショルツ政権になって21年12月、連邦政府に科学的助言を行うコロナ専門家評議会が州政府との合意も経て正式に設置され、助言内容が公表されるようになった。

フランスでは、マクロン大統領が既存の国防・安全保障会議の枠組みを利用し、大統領主導で機動的な政策決定を行ってきた。一方、政府への助言組織として「COVID－19科学評議会」を設置し、公衆衛生、感染症、人類学、老年医学、精神医学、獣医学などの専門家が委員に任命された。「公衆衛生上の緊急事態」の終了に伴い、科学評議会は22年7月末で廃止された。代わって、高等教育・研究大臣と保健・予防大臣の諮問機関として、コロナ以外も対象とする「健康リスクの監視と予測に関する委員会」が設置された。この新しい委員会には、人文社会科学の専門家、また市民や患者の代表者も参加している。

米国では、感染症対策の司令塔である米疾病対策センター（CDC）が、連邦政府と連携しつつ、感染症の調査や分析、マスク着用や隔離措置などの感染対策を実行してきた。バイデン政権は「ホワイトハウスCOVID−19対策チーム」を設置。そこには、CDC所長のロシェル・ワレンスキー氏、米国立アレルギー・感染症研究所所長で大統領首席医療顧問のアンソニー・ファウチ氏（22年12月退任）らが参加し、政策決定に関与した。

榎氏によると、ドイツでは、規制措置に対する市民の不満が誹謗中傷や脅迫として、政治家だけでなく専門家にも向けられたという。政策決定と科学的助言の責任分担のあいまいさが背景にあるのは日本と同様だ。米国のトランプ政権では、コロナの被害を小さくみせるため、CDCが公表する患者情報の収集・公表の仕方を見直すよう圧力をかけたとされるなど、専門家助言体制の存立を危うくする事態もあったという。

国際貢献が不十分な日本

——日本は、ワクチンを共同購入して途上国などに分配する国際的な枠組み「COVAX（コバックス）」に資金を拠出しましたが、そのほかは、目立った国際貢献ができていないと感じます。独自に治療薬やワクチンの開発をして供与することもできていません。このままでいいのでしょうか。

日本の国家戦略にかかわる問題だと思います。世界は、ウクライナの戦争や米中対立などが起きて流動化し、不安定になっています。その中で、日本は、どのような分野で存在感を発揮できるでしょうか。世界一の長寿国である日本の強みは、感染症を含む医療・健康分野での貢献だと思います。

もちろん、ＷＨＯなどに資金を拠出するという貢献の仕方もあるでしょうが、それに加えて、これから求められるのは、国際的に貢献する人材の育成です。

若い人たちに感染症や公衆衛生に関心を持ってもらい、国際的に活躍してほしいと思います。我が国の医療界では、若い医師の皆さんは、臓器別の専門医になろうという志向が強いです。もちろん、こうした専門医のニーズはこれからも高まると思います。しかし同時に、危機管理や感染対策などに強い、幅広い人材の育成も求められます。そのことによって、さらなる国際貢献ができると思います。

また、ワクチン開発に関して言えば、日本は規模の小さな企業が開発を担ってきました。企業は開発が頓挫すれば、莫大な赤字を背負ってしまうリスクがあります。やはり、国際貢献するために「産学官協同」、オールジャパンで対応するという発想が大切でしょう。政府が、どのような国際戦略を描くかが、カギを握っています。

終章

コロナとの共生

新型コロナウイルスの感染者が国内で初めて確認されてから2023年1月15日で3年となった。その後、第8波が収束に向かい、日本のコロナ対策は大きな転換点を迎えた。

二つの大きなコロナ対策が「解除」された。

政府は3月13日から、原則としてマスク着用を推奨することはせず、個人の判断に任せた。新型コロナウイルス感染症の感染症法上の位置づけを5月8日に、「2類相当」から、季節性インフルエンザと同じ「5類」に引き下げた。それに伴い、感染者への入院勧告や、感染者や濃厚接触者の外出自粛の要請などができなくなった。これまで窓口負担が無料だった検査や外来診療の費用が自己負担となった。

これらの政策転換は、新型コロナウイルス感染症が、特別の病気ではなく、「ありふれた病気」に近づいたことを意味する。コロナとの共生に向けて動き出した。

5月8日に「5類」へ引き下げ

政府は、新型コロナウイルスの病原性（重症度）が低下していることなどから、2023年1月27日に開かれた対策本部で、5月8日に季節性インフルエンザと同じ「5類」に引き下げることを決定した。5類移行に先立ち、大規模イベントの収容人数制限を1月27日から撤廃することも決めた。

また、厚生労働省は2月9日、5類移行に伴い、すべてのコロナ患者を確認する「全数把握」を廃止し、季節性インフルエンザと同様に、全国約5000か所の医療機関から報告を受ける「定点把握」に変更し、週1回公表することを決めた。専門家部会に提案し、大筋で了承された。医療機関、保健所の負担が軽減されることになる。

――5類への移行について、専門家は全面的に賛成だったのですか。

これまで実行されてきた「2類相当」の厳しめのコロナ対策を規定した法律と、軽症の患者が多いオミクロン株への実際の対応が22年半ばくらいから乖離してきました。コロナ禍で社会や経済、教育がかなり痛みました。多くの国民が生活をコロナ以前に戻したいと思うようになりました。コロナ対策は、感染症・公衆衛生的側面だけで行うべきではありません。人々に納得してもらわないといけない。「そろそろ、社会経済活動を回したい」。このような気持ちが多くの人々の間で醸成されてきました。

私たち専門家も、21年の年末から流行したオミクロン株に合ったコロナ対策を行わなければならないと思い始めました。オミクロン株の感染力が強く、感染者が急増したので、感染者の全数把握はできなくなっていました。一方、ワクチン接種が進み、重症化率や死亡率が低くなってきました。このような状況を踏まえて、5類移行に向けた議論を始めることには、大筋で賛成でした。

ただ、感染症法上の位置付けを「5類」に変えるだけで、自動的に感染者や死亡者数が急に減ったり、多くの医療機関が急にコロナ患者を受け入れたりするということはありません。オミクロン株がやっかいなのは、ほとんどの若者は無症状や軽症で問題ないのですが、感染力が極めて強く、もともと身体の脆弱な高齢者が亡くなる危険性があることです。

5類移行には準備が必要です。高齢者施設に入所している高齢者の命を守るために、行政、医療機関、高齢者施設の連携が欠かせません。でも、すぐには対応できない。そのためには、必要な準備をし、段階的に移行していく重要性について政府への提言では強調しました。

——季節性インフルエンザと死亡率が変わらなくなってきたことが、5類移行の背景にあります。コロナは季節性インフルと同じくらい「ありふれた病気」になったのでしょうか。

季節性インフルのように冬に流行し、それ以外は収まるというようなサイクルがなく、感染の波が常に起き、そのたびに医療が逼迫しています。また、ウイルスはまだ安定せず、遺伝子変異を繰り返しています。変異ウイルスはデルタ株からオミクロン株へと置き換わり、致死率などは低下しましたが、感染力が極めて強く、実際、第8波の死亡者数は第7波の死亡者数を超えていました。また、コロナにはインフルエンザとは違い、いつでもどこでも使える安価な薬はまだありません。そうした意味で、このウイルスは完全にはふつうの病気にはなっていないと思います。

【感染症法による分類と措置】

新型コロナウイルスは従来、「新型インフルエンザ等感染症」に指定され、「2類感染症」と同等か、それ以上の厳しい措置が取られてきた。

2023年5月8日、季節性インフルエンザなどが指定されている「5類感染症」に引き下げられてからは、感染者の入院勧告、感染者や濃厚接触者の外出自粛要請などができなくなった。

また、窓口負担が無料だった医療費のうち、検査や、陽性が判明したあとの外来診療の費用は自己負担となった。ただし、高額の治療薬のみ9月末まで公費負担を維持し、10月以降の扱いは感染状況を踏まえて検討する。入院費は、原則として自己負担を求めるものの、月に最大2万円を補助する措置を設けた。

23年4月以降のワクチン接種について厚労省は、高齢者など重症化リスクの高い人らは年内に2回の接種を受けられるようにする方針を決めた。政府は、新型コロナワクチンを、無料で受けられる「臨時接種」に位置づけているが、その期限を1年延長し、23年度末までとした。

感染症法上の分類と措置

	新型インフルエンザ等感染症	2類感染症	5類感染症
主な感染症	新型コロナウイルス（2023年5月7日まで）	結核、SARS、MERS	季節性インフルエンザ、風疹、新型コロナウイルス（23年5月8日から）
外出自粛の要請	○	×	×
入院勧告	○	○	×
就業制限	○	○	×
感染者の把握状況	全数（新型コロナは22年9月から見直し）	全数	定点もしくは全数（インフルは定点）
医療費	公費負担	公費負担	一部自己負担
外来や入院を担う医療機関	発熱外来や指定の医療機関	指定の医療機関	すべての医療機関

一方、アドバイザリーボードに22年12月21日に提出された資料によると、新型コロナウイルス感染症の死亡率は、デルタ株が流行した第5波の21年7～10月では、60歳未満が0・08%、60・70代が1・34%、80歳以上が7・92%だった。オミクロン株が流行した第7波の22年7～8月では、60歳未満が0・00%、60・70代が0・18%、80歳以上が1・69%で、第5波に比べると低下した。

ちなみに、季節性インフルエンザの死亡率は、60歳未満が0・01%、60・70代が0・19%、80歳以上が1・73%で、第7波の死亡率とほとんど変わらない。

1日の死亡者数が最も多かった時の人数を感染の波別に比べると、第5波が89人（21年9月8日）、第6波が277人（22年2月22日）、第7波が347人（22年9月2日）、第8波が503人（23年1月14日）と増えている。オミクロン株はデルタ株に比べて死亡率が低くても、感染者数が桁違いに多かったため、高齢者を中心に多くの人が亡くなった。

マスク着用は推奨せず

――政府は2023年2月10日、新型コロナウイルス対策のマスク着用について、3月13日から緩和し、原則として着用を推奨することはせず、個人の判断に委ねることを決めました。ただ、高齢者などへの感染防止のため、医療機関や混雑した電車内など、例外的に着用を推奨する事例なども明示しました。マスク着用は日本にとって、感染対策の大きな柱でした。マスク着用を推奨しなくても大丈夫でしょうか。

コロナ禍の3年間、マスクで親友や恩師の表情が分からないままの卒業式は、児童・学生にとって、寂しい思い出となったと思います。

しかし、我々専門家は、どのような場面でもマスクは不要だ、というメッセージにならないように、マスクの有用性や限界をまとめて社会に知らせることも重要だと思いました。

このため、政府が2月10日の方針を発表する前の2月8日に、京都大学大学院教授の西浦博さんが中心となって「マスク着用の有効性に関する科学的知見」という文書をアドバイザリーボードに提出しました。

それによると、マスク着用者の週あたりの感染リスクは、マスクをしない人の0・84倍に低下します。これはマスクを着用することで自分が感染しないための効果です。また、マスク着用者が10%増加することにより、そうでない場合と比較して流行を3・53倍制御しやすくなるという米国の研究結果も紹介しました。これは、感染者が周囲の人に感染させない効果を示唆するものです。個人の感染防止と、地域の感染レベルの制御に一定程度、マスクは効果があることを、政府にも国民にも知ってもらいたかったのです。

マスクの有効性を明記させる

――政府の新型コロナ対策本部は2023年2月10日、マスク着用を原則推奨しない方針を決めましたが、専門家の中で異論はなかったのですか。

マスク着用など感染対策の重要事項については「基本的対処方針」に明記されています。内容を変更するためには、基本的対処方針分科会で承認されないといけません。政府は2月10日、対策本部を開く前に時間的余裕がないこともあったと思いますが、基本的対処方針分科会を「持ち回り」で開催したいと私どもに話がありました。持ち回りとは、会議を開催せず、政府案を委員に電子メールなどで回して見てもらい、了承を得ようとするものです。

しかし、持ち回りでは委員が意見を積極的に述べて、政府に対応を求めることが難しくなります。委員の皆さんは多忙ですから、持ち回りだとコメントしないかもしれません。

このため、やはり、時間的には難しいかもしれないが、会議を実際に開いてほしいと政府に持ち掛けたところ、政府も了承してくれました。ただし、基本的対処方針の政府案は当初、西浦さんらの「マスク着用の有効性に関する科学的知見」の文書についてまったく言及していませんでした。このため、この文書の名前だけは言及してもらうことにしました。また、この会議では専門家が、政府案に対する細かな修正案をいくつか出しましたが、分科会の後に開かれる政府の対策本部は既に方針が決まっているので、修正されませんでした。

日本は世界から後れている？

――日本代表がドイツやスペインという強豪国を次々に破って16強に進出し、大いに盛り上がった2022年11～12月のサッカーワールドカップ。開催国の中東・カタールの会場には、マスクを着用した観客がほとんどいませんでした。欧米でも「脱マスク」の動きは速かったです。それに対して、日本は対応が後れているとの指摘もあります。

二つの側面があって、一つは日本人の意識、メンタリティーです。マスクは季節性インフルエンザ流行時には着用するなど、これまでも、日本文化に根付いていますね。もう一つは、感染状況の違いです。日本は23年5月時点で、まだ4割くらいしか感染していません。イギリスは8割以上と言われています。端的に言うとイギリスなどでは、パンデミックの前半に、かなりの人が感染し、我が国よりはるかに多くの人が亡くなりました。一方、日本は、これからも感染する可能性がある人々がたくさんいることを忘れてはいけません。

日本はコロナ禍当初から、できる限り感染者数を低く抑えてきました。ただ、感染力が高いオミクロン株に体がもともと脆弱な高齢者がかかると、亡くなる可能性が高く、第8波の死亡者は第7波の死亡者を上回りました。このウイルスの人への感染は続いています。治療薬がもっと安価で手軽に入手できて、安心感が出てくるまでは、換気など基本的感染対策は必要だと思います。

マスクを着用するか、外すかについては、感染状況、感染リスク、人間関係の三つの観点を踏まえて対応してほしいと思います。感染状況が悪化した場合には、少し慎重にしたほうがよいかもしれません。感染すると重症化する危険性がある高齢者らがいる電車内などでも着用が勧められます。一方、いつも会っている仲間内では、合意の上でマスクを外すのもいいでしょう。いつもポケットにマスクを入れて持ち歩き、状況に応じて対応するのが良いと思いますね。

専門家は国民に判断材料を提供

――新型コロナウイルス感染症の位置づけが5類に引き下げられ、マスク着用が原則推奨されないようになり、我々の生活はかなり、コロナ前に戻りました。そうなると、コロナ対策は終わり、専門家の皆様、お疲れ様でした、となるのでしょうか。

我々専門家が「これをして」「あれをして」と、箸の上げ下ろしまで指示をする時期は、もう過ぎたと思います。専門家の役割は、国民個人個人が感染対策を行う上で必要となる判断材料を提供することが重要な仕事となると思います。

感染の状況についても、引き続き、定点把握や下水サーベイランスなどによりモニタリングして、リスクを評価していく必要があります。このウイルスは完全にはゼロにはできないので、気がついたら大変なことになっているというのでは困りますから。コンスタントに変異株の状況もチェックしなくてはなりません。

今後、感染者が増え、ワクチン接種も進み、次第に新型コロナに対しては強い社会になっていくと思います。しかし、次の危機はいずれきます。危機管理が大切ですから、最悪の事態を想定しつつ、専門家は、国や社会に情報を提供する役割を担っていく必要があります。

「このウイルスはなくならない」

――WHOは2023年5月5日、新型コロナウイルス感染症に関する「国際的に懸念される公衆衛生上の緊急事態」（PHEIC）の宣言を終了すると発表しました。新型コロナウイルスの感染状況は今後、どのように推移すると推測されますか。また、日本は、新たな感染症の脅威にどのように立ち向かえば良いと思いますか。

おそらく、このウイルスはすぐにはこの世からなくならないので、しばらくは、感染者が増えたり減ったりしながら感染の波が続くと思います。

いろいろなシナリオが考えられます。この感染症とうまく共存していける場合もありますが、新たな変異ウイルスが生まれるかもしれないし、中長期的には、新たな感染症が広がる可能性もあります。

何度も言うようですが、日本は、09年の新型インフルエンザの教訓を生かすことができませんでした。新型コロナウイルスと向き合ってきて浮き彫りになった、あらゆる課題を洗い出す必要があります。医療提供体制の問題、感染症法や新型インフルエンザ等対策特別措置法の問題、政府と専門家の意思決定のあり方の問題、国と自治体の関係などを検証すべきです。新型コロナウイルスにより23年5月時点で約7万5000人の尊い命が失われているのですから、二度と同じ過ちを犯してはなりません。

おわりに

坂上 博

尾身茂氏はコロナ禍当初から、政治と科学の結節点に立ち続ける唯一の人物である。

尾身氏が周囲から、どのような「評価」を受けてきたかを振り返ると、日本のコロナ対応の課題が明らかになる。首相とともに記者会見する様子は当初、テレビやインターネットを介してライブで伝えられ、尾身氏の言葉は国民の胸に響いた。時が経過すると、尾身氏は国民から「厳しい感染対策ばかりで、国民の苦労を理解していない」などと批判された。「自分は常に同じ姿勢で臨んできたのに、周囲の受け止め方が変わった」と語っている。

この「毀誉褒貶」の背景には、政治と科学の役割分担や位置づけのあいまいさがある。科学技術が急速に進歩している現代において、政治と科学の関係の再構築を迫られた機会は何度もあった。水俣病などの公害病、薬害エイズや薬害肝炎など医薬品による健康被害、東日本大震災が引き起こした福島第一原発事故などだ。いずれの事態においても、専門家による科学的助言システムが機能していないと指摘されたのに、日本は、この問題を重視してこなかった。

政治と科学の双方が課題を抱えており、詳しくは本書を読んでもらいたいが、とりわけ、政府には注文がある。

英国の「政策決定における科学的助言の利用に関する指針」は、政府に求められる4つの原則を定めている。

第1に、科学的助言や国民の参画が必要な課題をできる限り早く特定すること。第2に、特に不確実性が大きな場合には、幅広い専門家からの助言を得るよう努めること。第3に、科学的助言の形成や提供において、公開性及び透明性を重視し、できる限り早くエビデンスを公開すること。第4に、科学的助言に反する政策決定を行う場合には、理由を説明すること――だ（榎孝浩「行政府における科学的助言―英国と米国の科学技術顧問―」レファレンス2015年12月号）。

日本政府は、この原則に則って政策を決定してきただろうか。一方、専門家は、この原則に従って自らの役割を全うしているだろうか。

本書は、新たな感染症の襲来に備えて、政治と科学・専門家の適切な関係を築く一助になれば、との思いで企画された。ただし、本書は尾身氏から見た「コロナ史観」である。政治・行政の側にも意見や反論はあるだろう。様々な説明とデータを盛り込んだので、読者には複眼的な視点で、この問題を考えてほしい。

本書を執筆するにあたり、尾身氏には21年4月～23年2月、12回にわたって24時間以上、取材させていただいた。うち4回分の内容は「中央公論」で記事にした。残る8回分は独自にインタビューし、掲載分も大幅に加筆・修正して本書をまとめた。コロナ禍の事実関係や感染状況の確認などについては読売新聞の記事を参照した。

国立感染症研究所感染症疫学センター長の鈴木基氏と室長の米岡大輔氏、東京大学大学院経済学研究科教授の渡辺努氏、国立国会図書館の榎孝浩氏、読売新聞東京本社調査研究本部主任研究員の舟槻格致氏に、専門的な内容について説明や助言をいただいた。中央公論の原稿作成では編集者の安倍七重氏とライターの里中高志氏にお世話になった。皆様にお礼申し上げます。

本書発刊のきっかけを作ったのは、中央公論新社の中西恵子氏である。21年1月、東京大学先端科学技術研究センター教授の牧原出氏の研究室で、「コロナ禍、政治と科学のあり方が厳しく問われた。教訓を後世に伝える本をまとめてほしい」と切り出した。

この言葉に押され、牧原氏は政治学の視点で、私は専門である医療・科学の視点で、尾身氏が取り組んできたコロナ対策の実像に迫った。

最も感謝の言葉を伝えたいのは、もちろん、本書の「主人公」である尾身氏である。コロナ対応で多忙の中、取材を受けていただいた。尾身氏はキリスト教徒ではないが、コロナ禍、心の支えとなった一節があるという。アメリカの神学者、ラインホールド・ニーバー（1892〜1971年）が説教の時に語ったという「祈りの言葉」を紹介し、「おわりに」を終えたいと思う。

神よ
変えることのできるものについて、

それを変えるだけの勇気をわれらに与えたまえ。
変えることのできないものについては、
それを受けいれるだけの冷静さを与えたまえ。
そして、
変えることのできるものと、変えることのできないものとを、
識別する知恵を与えたまえ。

（日本の神学者で東京神学大学名誉教授の大木英夫訳）

年表

2020年	1月6日	「中国・武漢で原因不明の肺炎」と厚労省が注意喚起
	15日	国内初のコロナ感染者を確認
	28日	新型コロナウイルス感染症を指定感染症に
	29日	武漢からのチャーター機第1便が羽田到着
	30日	ＷＨＯが「国際的な緊急事態」を宣言
	2月3日	集団感染を起こしたクルーズ船「ダイヤモンド・プリンセス」が横浜港入港
	7日	厚労省に新型コロナウイルス感染症対策アドバイザリーボード
	14日	内閣官房に新型コロナウイルス感染症対策専門家会議
	17日	「37・5度以上の発熱が4日以上」などと厚労省が受診の目安示す
	24日	専門家会議「今後1〜2週間が瀬戸際」
	25日	厚労省にクラスター対策班
	27日	安倍首相が全国すべての小中高校に臨時休校を要請する考えを公表
	28日	北海道知事が独自に「緊急事態宣言」
	3月2日	専門家会議「軽症の若者が感染を広げている恐れ」
	5日	中国・習近平国家主席の訪日延期に
	9日	専門家会議「3条件の重なり避けて」

2020年		
3月	11日	選抜高校野球が初の中止決定 WHO「新型コロナはパンデミック」
	13日	コロナを適用対象とする改正新型インフルエンザ等対策特別措置法が成立。緊急事態を宣言することが可能に
	19日	専門家会議「必要なPCR検査、速やかに実施を」
	23日	東京都の小池知事「都市封鎖（ロックダウン）」に言及
	24日	東京五輪・パラリンピックが1年程度延期に
	25日	小池知事「感染爆発の重大局面、今週末の外出自粛を」
	26日	政府が特措法に基づく新型コロナウイルス感染症対策本部を設置
	29日	タレントの志村けんさん死去。コロナによる肺炎で
4月	1日	安倍首相が全国すべての世帯に布マスク2枚ずつ配布する方針を表明
	7日	7都府県に初めての緊急事態宣言。政府「人の接触 最低7割、極力8割削減を」。尾身氏、安倍首相の記者会見に同席 安倍首相がアビガン200万人分備蓄に向けた増産支援として、20年度補正予算に139億円を計上
	10日	小池知事が休業を要請する業態や施設を公表。協力金を支払う方針を表明
	15日	西浦氏「対策とらないと85万人が重症化し、その半分が死亡する恐れがある」
	16日	緊急事態宣言が全国に拡大 安倍首相が全国民に1人10万円の給付を表明
	23日	俳優の岡江久美子さん死去。コロナによる肺炎で

5月4日	専門家会議が「新しい生活様式」を示す
14日	専門家会議は、緊急事態宣言を解除する判断基準として、①感染の状況、②医療提供体制、③検査体制の構築の3本柱を示した。感染状況では、直近1週間の累積新規感染者が10万人あたり0・5人程度以下などと明示した
20日	夏の甲子園が中止。戦後初。地方大会も
25日	緊急事態宣言が約1か月半ぶりに全面解除
6月1日	専門家会議の議事録作成へ。政府が方針転換
19日	濃厚接触の疑い通知するアプリ「ＣＯＣＯＡ」の利用が始まる
24日	専門家会議有志が「専門家助言組織のあり方について」を公表。一方、西村経済再生相が「専門家会議を廃止する」と発言
7月3日	専門家会議が、特措法に基づく新型コロナウイルス感染症対策分科会に。アドバイザリーボードが活動を再開
6日	第1回分科会開催
10日	藤田医科大学がアビガンの有効性に関して統計的有意差は見いだせなかったと発表
13日	東京都の小池知事が「ＧｏＴｏトラベル」について、感染対策は「むしろ国の問題だ」「冷房と暖房を両方かけるようなものだ」と指摘。菅氏の「圧倒的に東京問題と言っても過言でない」との発言を受けて
22日	「ＧｏＴｏトラベル」始まる 日本医師会「我慢の4連休、外出自粛を」
8月7日	分科会が感染状況の移行を判断する指標として4つのステージを公表
28日	安倍首相辞任表明。持病の悪化が理由

2020年	9月14日	菅氏が26代自民党総裁に選出。16日に99代首相就任へ
	28日	接触確認アプリ「ＣＯＣＯＡ」がバージョンアップを機に不具合が発生したことが明らかに
	10月23日	分科会が、飲酒を伴う懇親会など感染リスクが高まる「5つの場面」を提示
	11月20日	分科会が「ＧｏＴｏ」の見直しなどを政府に求める「私たちの考え」を公表
	21日	菅首相が感染拡大地への旅行を停止する「ＧｏＴｏ」見直しを表明。判断は知事に
	25日	西村経済再生相「今後3週間で感染増加を抑えられなければ、緊急事態宣言が視野に」
	27日	尾身会長「個人の努力だけに頼るステージは過ぎた」
	12月1日	政府は、重症化リスクの高い65歳以上の高齢者と基礎疾患がある人に対して、「ＧｏＴｏトラベル」での東京発着の旅行を自粛するように呼びかける方針を表明
	14日	政府は「ＧｏＴｏ」を年末年始に全国で停止すると発表。期間は28日～21年1月11日。東京・名古屋は先行し除外
	25日	変異ウイルスが国内で初確認。英国からの帰国者と家族
	30日	東京都のモニタリング会議「(医療提供体制は)破綻の危機に瀕している」
2021年	1月2日	4都県が政府に緊急事態宣言発令検討を要請。西村経済再生相「国として受け止め検討していく」
	7日	4都県に2度目の緊急事態宣言
	2月12日	まん延防止等重点措置を新設

13日	改正特措法と改正感染症法が施行。対策の実効性高めるため新型コロナウイルス感染症を「指定感染症」から「新型インフルエンザ等感染症」に
14日	米ファイザー製コロナワクチン、国内初の承認
17日	ワクチン接種始まる。医師らを先行接種。4月から高齢者へ接種予定
3月21日	4都県の緊急事態宣言を解除
4月1日	感染症の専門家らでつくる「基本的対処方針等諮問委員会」は「基本的対処方針分科会」に、「新型インフルエンザ等対策有識者会議」は「新型インフルエンザ等対策推進会議」に名称変更
2日	尾身会長「第4波に入りつつある」
5日	まん延防止措置、大阪、兵庫、宮城に初めて適用開始
25日	3度目の緊急事態宣言、4都府県を対象に発令
5月7日	菅首相「ワクチン接種、1日100万回目指す」
14日	緊急事態宣言を巡り、政府の当初案が基本的対処方針分科会の反対で変更された。北海道・岡山・広島の3道県追加
24日	ワクチン大規模接種センター、東京と大阪で接種始まる
6月2日	尾身会長「(東京五輪・パラ)今の感染状況で開催は普通はない」
17日	7都道府県に発令されていた緊急事態宣言のまん延防止措置移行を決定
18日	尾身会長ら「五輪は無観客開催が望ましい。入れるなら厳しい基準で」と提言
24日	宮内庁長官「五輪で感染拡大、陛下懸念」

2021年	
7月8日	政府が東京に4度目の緊急事態宣言発令を決定。沖縄の宣言と、大阪府や首都圏3県のまん延防止措置は延長。期間は7月12日から8月22日まで
9日	東京五輪、東京・埼玉・千葉・神奈川の1都3県に加えて北海道の競技会場も無観客に
23日	東京五輪開幕
8月4日	尾身会長「緊急事態宣言の全国拡大を議論の対象にすべきだ」
5日	尾身会長「ロックダウン法制化の議論も」
19日	自宅療養中の妊婦が受け入れ先見つからず17日に自宅で早産し、新生児の死亡が明らかに
9月1日	デジタル庁発足
3日	菅首相退陣表明。自民党総裁選不出馬の意向
	ワクチン接種証明などの活用を前提に、会食や県境を越える移動など行動制限の緩和に関する「ワクチン・検査パッケージ」を分科会が発表
28日	基本的対処方針分科会が、5つのポイントを条件に緊急事態宣言やまん延防止措置を解除するとした政府の方針を了承
29日	岸田氏が27代自民党総裁に選出。10月4日に100代首相就任へ
30日	19都道府県に発令されていた緊急事態宣言と8県のまん延防止措置がすべて解除された
10月8日	抗原検査キットの薬局での販売始まる
11月8日	分科会が新たな指標。新規感染者数などに基づいた4段階の「ステージ」から、医療の逼迫度をより重視した5段階の「レベル」に変更

	12日	内閣官房の新型インフルエンザ等対策室、国際感染症対策調整室、新型コロナウイルス感染症対策推進室の3つを「新型コロナウイルス等感染症対策推進室」に統合
	19日	政府は、飲食店やイベントでの人数制限の撤廃を可能とする基本的対処方針を決定。ワクチン・検査パッケージを使い、コロナ対策と経済活動の両立を目指す
	24日	コロナ患者受け入れのために各医療機関に支払っている補助金「病床確保料」について、病床使用率が一定水準に満たない場合は減額することを厚労省が決定。22年1月から適用へ
	30日	オミクロン株感染者、初確認。ナミビア人外交官
	12月6日	「オミクロン株」日本人初感染。政府は水際対策徹底へ
	24日	コロナ飲み薬「モルヌピラビル」が特例承認
2022年	1月9日	沖縄・広島・山口3県にまん延防止措置
	19日	政府「ワクチン・検査パッケージ」を一時停止
	28日	岸田首相、濃厚接触者の待機期間を10日間から7日間に短縮すると表明
	2月18日	まん延防止措置の延長について、基本的対処方針分科会では初めて全会一致ではなく、反対意見が2人から出された
	24日	専門家有志「オミクロン株の特性踏まえ濃厚接触者対応の転換を」
	3月21日	まん延防止措置、すべての地域で解除
	31日	尾身会長、地域医療機能推進機構理事長を退任。4月1日付で結核予防会代表理事に（6月17日付で理事長就任）
	4月27日	分科会が大型連休後に感染急拡大した場合の対応として「4つの考え方」示す

2022年	
5月11日	新型コロナウイルスへの対応を検証する有識者会議が初会合。次なる感染症の襲来に備えるため、医療提供体制の確保策や行動制限のあり方などを議論する
20日	尾身氏「専門家の提言に対し、政府の採否や実行状況の説明が不十分」
25日	ワクチン4回目接種が重症化リスクの高い60歳以上と、18〜59歳の基礎疾患がある人で始まる
6月15日	コロナ対応検証のための有識者会議が提言をまとめた。司令塔組織の整備、平時からの病床確保の調整などを求める
17日	政府が内閣官房に「内閣感染症危機管理統括庁」を設立することを決定。国立感染症研究所と国立国際医療研究センターを統合し、「日本版CDC」として「国立健康危機管理研究機構」も創設
22日	参院選公示
7月8日	奈良県で応援演説中の安倍晋三・元首相が銃撃され、死亡した
10日	参院選投開票で自民大勝。改選過半数を獲得
14日	分科会は、行動制限を求めることは「国民の理解が得られにくい」と判断
15日	政府が第7波のための対策を決定。行動制限は行わないとし、「新型コロナと併存しつつ平時への移行を慎重に進める」と明記。ワクチン接種と検査、換気の徹底を呼びかけた
22日	濃厚接触者の待機期間を原則7日間から5日間に短縮すると政府が発表。社会経済活動を維持
29日	政府は、都道府県が「BA・5対策強化宣言」を出す枠組みを創設
8月2日	尾身会長らが「第7波では一般診療所で治療を。中長期的には濃厚接触者の特定不要」と緊急提言

	21日	岸田首相がコロナ感染。政府が発表
	9月7日	コロナ感染者の療養期間を有症状なら7日間、無症状なら陰性確認を条件に5日間に短縮
	14日	WHO事務局長「パンデミックの終わりが視野に入っている」
	20日	オミクロン株対応のワクチン接種始まる
	26日	すべてのコロナ感染者の情報を把握する「全数把握」を改め、高齢者などに対象を限定する取り組みを全国一律で始めた
	11月10日	尾身会長「新しい波に入りつつある」と発言。岸田首相との面会後に
	11日	感染急拡大時に都道府県知事が「医療非常事態宣言」を出す仕組みについて分科会が了承。政府は引き続き、飲食店の営業自粛などを求めない方針
	22日	厚労省は、塩野義製薬が開発した国産初のコロナの飲み薬「ゾコーバ」を緊急承認した
	12月2日	改正感染症法が成立。都道府県が公的・公立病院などと事前に病床確保などについて協定を結ぶ仕組みを導入。24年4月に施行へ
	12日	尾身会長がコロナ感染
	21日	オミクロン株の致死率、季節性インフルと大きな差なし。厚労省調査
2023年	1月11日	厚労省アドバイザリーボードのメンバーが、「5類」に引き下げる場合でも、「段階的に移行すること」を求める見解を公表
	27日	政府は、5月8日に新型コロナウイルスを季節性インフルエンザと同じ「5類」に引き下げることを決定。5類移行に先行し、大規模イベントの収容人数制限を1月27日から撤廃することも決めた

2023年	2月9日	コロナ患者の「全数把握」を廃止し、全国約5000医療機関による「定点把握」に変更へ。厚労省の専門部会が、「5類」移行に伴う措置として了承
	3月8日	厚労省アドバイザリーボードのメンバーらが、個人に求められる感染対策をまとめた「5つの基本」を公表。換気や「3密」の回避など
	13日	マスク着用が個人の判断に
	4月5日	死亡者数が例年の水準と比べてどれほど上回ったかを示す「超過死亡」が、22年に最大約11万3000人に上ったとの推計を国立感染症研究所が公表
	14日	厚生労働省が、発症翌日から5日間、外出を控えるとの考え方を発表。発症後10日間はマスク着用を推奨。5類移行後の対応として
	5月5日	WHOは「国際的な緊急事態」の宣言を終了すると発表
	8日	新型コロナウイルスを季節性インフルエンザと同じ「5類」に引き下げ。政府の新型コロナウイルス感染症対策本部を廃止

主な参考文献・資料

第1章
尾身茂（2011年10月）『WHOをゆく：感染症との闘いを超えて』（医学書院）
河合香織（2021年4月）『分水嶺 ドキュメント コロナ対策専門家会議』（岩波書店）

第2章
西浦博、川端裕人（2020年12月）『理論疫学者・西浦博の挑戦 新型コロナからいのちを守れ！』（中央公論新社）
西村康稔（2022年5月）『コロナとの死闘』（幻冬舎）

第3章
安倍晋三（2023年2月）『安倍晋三 回顧録』（中央公論新社）
渡辺努、藪友良（2021年6月）「Japan's voluntary lockdown」（PLOS ONE）
渡辺努、藪友良（2021年6月）「Japan's voluntary lockdown: further evidence based on age-specific mobile location data」（The Japanese Economic Review）

第4章
牧原出（2020年5月）「前のめりの『専門家チーム』があぶりだす新型コロナへの安倍政権の未熟

な対応」（「論座」）
脇田隆字（２０２０年11月）「感染症危機における科学的専門家助言組織のあり方」（「日本内科学会雑誌」）
有本建男、佐藤靖、松尾敬子（２０１６年８月）『科学的助言』（東京大学出版会）

第５章

Serina Chang, et al.（２０２０年11月）「Mobility network models of COVID-19 explain inequities and inform reopening」（Nature）

第６章

吉崎洋夫（２０２１年９月１日配信）「【独自】コロナ病床30～50％に空き、尾身茂氏が理事長の公的病院　１３２億円の補助金『ぼったくり』」（AERAdot.）

第７章

日本の超過および過少死亡数ダッシュボード（厚生労働科学研究令和２年度）『新型コロナウイルス感染症等の感染症サーベイランス体制の抜本的拡充に向けた人材育成と感染症疫学的手法の開発研究」分担研究「ＣＯＶＩＤ－19等の影響による超過死亡の評価」（研究分担者：東京大学　橋爪真弘）
William Msemburi et al.（２０２２年12月）「The WHO estimates of excess mortality associated with the COVID-19 pandemic」（Nature）

第8章

一般財団法人アジア・パシフィック・イニシアティブ（2020年10月）『新型コロナ対応・民間臨時調査会 調査・検証報告書』（ディスカヴァー・トゥエンティワン）
菅義偉、竹中治堅（2020年10月）「国と地方の権限には再検証が必要」（『中央公論』）
榎孝浩（2021年7月）「COVID－19に関する英独仏米の科学的助言と課題」（研究・イノベーション学会誌「研究 技術 計画」）
Soojin Kim, Yuki Goh（2022年9月）「Moving toward a common goal via cross-sector collaboration: lessons learned from SARS to COVID-19 in Singapore」（Globalization and Health）
奈良詩織（2022年10月）「【フランス】COVID－19に対処するための公衆衛生上の緊急事態及び管理制度の廃止」（『外国の立法』）

牧原 出（まきはら・いづる）

1967（昭和42）年愛知県生まれ。90年東京大学法学部卒業。93年東北大学法学部助教授、2006年同大学大学院法学研究科教授。11年博士（学術）。13年より東京大学先端科学技術研究センター教授。専門は行政学・政治史・オーラルヒストリー。著書に『内閣政治と「大蔵省支配」』（中公叢書、2003年、サントリー学芸賞受賞）、『行政改革と調整のシステム』（東京大学出版会、2009年）、『権力移行』（NHKブックス、2013年）、『崩れる政治を立て直す』（講談社現代新書、2018年）、『田中耕太郎』（中公新書、2022年、読売・吉野作造賞受賞）など。

坂上 博（さかがみ・ひろし）

1964（昭和39）年新潟県生まれ。87年東京工業大学工学部卒業。同年読売新聞東京本社入社。千葉支局、松本支局、医療部などを経て2016年より読売新聞東京本社調査研究本部主任研究員。専門は感染症、難病、薬害、再生医療など医療全般。著書・共著に『再生医療の光と闇』（講談社、2013年）、『薬害エイズで逝った兄弟――12歳・命の輝き』（ミネルヴァ書房、2017年）、『きちんと知ろう！アレルギー』全３巻（ミネルヴァ書房、2017年）、『シリーズ疫病の徹底研究』３巻４巻（講談社、2017年）など。

装幀　中央公論新社デザイン室
写真　毎日新聞社／アフロ

きしむ政治《せいじ》と科学《かがく》
コロナ禍《か》、尾《お》身《み》茂《しげる》氏《し》との対話《たいわ》

2023年７月25日　初版発行

著　者　牧《まき》原《はら》　出《いづる》／坂《さか》上《がみ》　博《ひろし》
発行者　安 部 順 一
発行所　中央公論新社
〒100-8152　東京都千代田区大手町 1-7-1
電話　販売 03-5299-1730　編集 03-5299-1740
URL https://www.chuko.co.jp/

ＤＴＰ　市川真樹子
印　刷　大日本印刷
製　本　小泉製本

Published by CHUOKORON-SHINSHA, INC.
Printed in Japan　ISBN978-4-12-005677-2 C0036